常见疾病护理进展

CHANGJIAN JIBING HULI JINZHAN

王卫涛　赵洪艳　许春梅　曾艳　主编

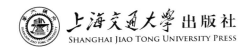

上海交通大学出版社
SHANGHAI JIAO TONG UNIVERSITY PRESS

内容提要

本书从基础出发，首先介绍了护理评估、护理诊断、护理计划、护理实施和护理评价这几项护理工作的基本内容，然后又以疾病为介入点，详细介绍了内科、妇科、产科和儿科护理内容，以及部分疾病的中医护理。本书涵盖内容较为全面，对临床护理工作和护理教学活动有着很强的指导意义，适合广大临床护理人员和医学院校护理专业师生阅读使用。

图书在版编目（CIP）数据

常见疾病护理进展 / 王卫涛等主编. --上海 ： 上海交通大学出版社，2021.12
　　ISBN 978-7-313-26324-7

　　Ⅰ．①常… Ⅱ．①王… Ⅲ．①常见病－护理 Ⅳ．①R47

　　中国版本图书馆CIP数据核字（2021）第281363号

常见疾病护理进展
CHANGJIAN JIBING HULI JINZHAN

主　　编：王卫涛　赵洪艳　许春梅　曾　艳
出版发行：上海交通大学出版社　　　　　　　地　　址：上海市番禺路951号
邮政编码：200030　　　　　　　　　　　　 电　　话：021-64071208
印　　制：广东虎彩云印刷有限公司
开　　本：710mm×1000mm　1/16　　　　　 经　　销：全国新华书店
字　　数：222千字　　　　　　　　　　　　 印　　张：12.75
版　　次：2023年1月第1版　　　　　　　　　插　　页：2
书　　号：ISBN 978-7-313-26324-7　　　　　印　　次：2023年1月第1次印刷
定　　价：128.00元

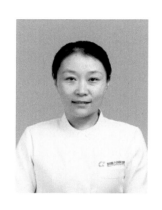

◎ 王卫涛

　　女，副主任护师。毕业于吉林大学临床护理专业。现就职于山东省青岛市城阳区人民医院产科，兼任山东省医院协会护理专业委员会委员、青岛市护理质量管理委员会委员等。擅长产科疾病护理。发表论文6篇，出版著作2部。曾多次获"优秀护士""先进个人"等荣誉称号。

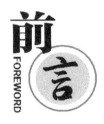

前言

FOREWORD

　　护理学是研究护理理论、知识、技能及其发展规律的一门综合性应用科学,以自然科学和社会科学理论为基础,目的是维护、促进、恢复人类健康。随着社会经济的发展和生活水平的改善,人们的健康需求不断提高,对健康和疾病的认识也在不断深化,以此为基础,现代临床医学进入了飞速发展的时期,护理模式也在不断发生转变,从最初的只是进行简单的清洁卫生护理逐渐发展到现在以人的健康为中心的护理。

　　很多人认为护理人员只是负责给患者打针发药,非常简单,但其实护理人员的工作是有条理、有目的、有计划地完成基础或常规护理,观察了解患者体表体重基础情况,根据病情变化监测或获取病情数据,以配合医生完成对患者的治疗,加强输液巡视和教育,及时处理医疗纠纷,防止医疗事故的发生,开展危重症生命体征监测、标本采集、体重营养定期采集分析,并从生理、心理、社会文化和精神诸方面,照顾患者的生活起居,日常活动、用药和安全等问题,十分繁重和复杂。因此,对护理人员的要求也相当高,不仅要掌握扎实的医学护理基础知识、熟练的专业技能和规范的技术操作,还要用较高的专业水平和职业素养来体现护理的价值和作用。为了提高护理人员的业务水平,更好地为患者服务,特组织了一批具有丰富临床经验的编者编写了这本《常见疾病护理进展》。

　　本书从基础出发,首先介绍了护理评估、护理诊断、护理计划、护理实

1

施和护理评价这几项护理工作的基本内容,然后又以疾病为介入点,详细介绍了以短暂性脑缺血发作等为代表的内科护理,以痛经、闭经等为代表的妇科护理,以妊娠合并急性病毒性肝炎等为代表的产科护理,以小儿急性阑尾炎等为代表的儿科护理和部分疾病的中医护理。涵盖内容较为全面,将护理理论融入护理实践,结合了最新的临床护理经验,兼顾科学性、指导性和可操作性,对临床护理工作和护理教学活动有着很强的指导意义,适合广大临床护理人员和医学院校护理专业师生阅读使用。

由于现代护理学发展迅速,编者们能力和水平有限,加之时间仓促,虽已多次修改,但难免仍然存在疏漏之处,敬请广大读者批评指正。

《常见疾病护理进展》编委会
2021 年 10 月

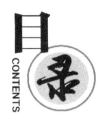

目录 CONTENTS

第一章 护理程序

第一节 护理评估

护理评估是有目的、有计划、有步骤地收集有关护理对象生理、心理、社会文化和经济等方面的资料,对此进行整理与分析,以判断服务对象的健康问题,为护理活动提供可靠的依据。具体包括收集资料、整理资料和分析资料3部分。

一、收集资料

(一)资料的来源

1.直接来源

护理对象本人,是第一资料来源,也是主要来源。

2.间接来源

护理对象的重要关系人,也就是社会支持性群体,包括亲属、关系亲密的朋友、同事等;医疗活动资料,如既往实验室报告、出院小结等健康记录;其他医护人员、放射医师、化验师、药剂师、营养师、康复师等;护理学及其他相关学科的文献等。

(二)资料的内容

在收集资料的过程中,各个医院均有自己设计的收集资料表,无论依据何种框架,基本内容主要包括一般资料、生活状况及自理程度、健康检查及心理、社会状况等。

1.一般资料

一般资料包括患者姓名、性别、出生日期、出生地、职业、民族、婚姻、文化程度、住址等。

2.现在的健康状况

现在的健康状况包括主诉、现病史、入院方式、医疗诊断及目前用药情况。目前的饮食、睡眠、排泄、活动、健康管理等日常生活型态。

3.既往健康状况

既往健康状况包括既往史、创伤史、手术史、家族史、有无过敏史、有无传染病。既往的日常生活型态、烟酒嗜好、女性还包括月经史和婚育史。

4.护理体检

护理体检包括体温、脉搏、呼吸、血压、身高、体重、生命体征、各系统的生理功能及有无疼痛、眩晕、麻木、瘙痒等,有无感觉(视觉、听觉、嗅觉、味觉、触觉)异常,有无思维活动、记忆能力等认知感受型态障碍。

5.实验室及其他辅助检查结果

最近进行的辅助检查的客观资料,如实验室检查、X线、病理检查等。

6.心理方面的资料

心理方面的资料包括对疾病的认知和态度、康复的信心,病后情绪、心理感受、应对能力等变化。

7.社会方面的资料

社会方面的资料包括就业状态,角色问题和社交状况;有无重大生活事件,支持系统状况等;有无宗教信仰;享受的医疗保健待遇等。

(三)资料的分类

1.按照资料的来源划分

资料包括主观资料和客观资料。主观资料指患者对自己健康问题的体验和认识,包括患者的知觉、情感、价值、信念、态度、对个人健康状态和生活状况的感知。主观资料的来源可以是患者本人,也可以是患者家属或对患者健康有重要影响的人。客观资料指检查者通过观察、会谈、体格检查和实验等方法得到有关患者健康状态的资料。客观资料获取是否全面和准确主要取决于检查者是否具有敏锐的观察能力及丰富的临床经验。

当护士收集到主观资料和客观资料后,应将两方面的资料加以比较和分析,可互相证实资料的准确性。

2.按照资料的时间划分

按照资料的时间划分包括既往资料和现时资料。既往资料是指与服务对象过去健康状态有关的资料,包括既往病史、治疗史、过敏史等。现时资料是指与服务对象现在发生疾病有关的状况,如现在的体温、脉搏、呼吸、血压、睡眠状况等。

护士在收集资料时,需要将既往资料和现时资料结合起来分析。

(四)收集资料的方法

1.观察

观察是指护理人员运用视、触、叩、听、嗅等感官获得患者、家属及患者所处环境的信息并进行分析判断,是收集有关服务对象护理资料的重要方法之一。观察贯穿在整个评估过程中,可以与交谈同时进行。护士应及时、敏锐、连续地对服务对象进行观察,如患者出现面容痛苦、呈强迫体位,就提示患者有疼痛,由此进一步询问持续时间、部位、性质等。观察作为一种技能,护理人员在实践中需要不断培养和锻炼,以期得到发展和提高。

2.交谈

护患之间的交谈是一种有目的的医疗活动,使护理人员获得有关患者的资料和信息。一般可分为 2 种。①正式交谈:是指事先通知患者,有目的、有计划的交谈,如入院后的采集病史。②非正式交谈:是指护士在日常护理工作中与患者随意自然的交谈,不明确目的,不规定主题、时间,是一种"开放式交流",以便及时了解到服务对象的真实想法和心理反应。交谈时护士应注意沟通技巧的运用,对一些敏感性话题应注意保护患者的隐私。

3.护理体检

护理人员运用体检技能,为护理对象进行系统的身体评估,获取与护理有关的生命体征、身高、体重等,以便收集与护理诊断、护理计划有关的患者方面的资料,及时了解病情变化和发现护理对象的健康问题。

4.阅读

查阅护理对象的医疗病历(门诊和住院)、各种护理记录及实验室的辅助检查结果,以及有关文献等。也可以用心理测量及评定量表对服务对象进行心理、社会评估。

二、整理资料

为了避免遗漏和疏忽相关有价值的资料,得到完整全面的资料,常依据某个护理理论模式设计评估表格,护理人员依据表格全面评估,整理资料。

(一)按戈登(Gordon)的功能性健康型态整理分类

1.健康感知-健康管理型态

健康感知-健康管理型态指服务对象对自己健康状态的认识和维持健康的

方法。

2.营养代谢型态

营养代谢型态包括食物的利用和摄入情况,如营养、液体、组织完整性、体温调节以及生长发育等需求。

3.排泄型态

排泄型态主要指肠道、膀胱的排泄状况。

4.活动-运动型态

活动-运动型态包括运动、活动、休闲与娱乐状况。

5.睡眠-休息型态

睡眠-休息型态指睡眠、休息以及精神放松的状况。

6.认知-感受型态

认知-感受型态包括与认知有关的记忆、思维、解决问题和决策以及与感知有关的视、听、触、嗅等功能。

7.角色-关系型态

家庭关系、社会中角色任务及人际关系的互动情况。

8.自我感受-自我概念型态

自我感受-自我概念型态指服务对象对于自我价值与情绪状态的信念与评价。

9.性-生殖型态

性-生殖型态主要指性发育、生殖器官功能及对性的认识。

10.应对-压力耐受型态

应对-压力耐受型态指服务对象压力程度、应对与调节压力的状况。

11.价值-信念型态

价值-信念型态指服务对象思考与行为的价值取向和信念。

(二)按马斯洛(Maslow)需要层次进行整理分类

(1)生理需要:体温 39 ℃,心率 120 次/分,呼吸 32 次/分,腹痛等。

(2)安全的需要:对医院环境不熟悉,夜间睡眠需开灯,手术前精神紧张,走路易摔倒等。

(3)爱与归属的需要:患者害怕孤独,希望有亲友来探望等。

(4)尊重与被尊重的需要:如患者说,"我现在什么事都不能干了""你们应该征求我的意见"等。

(5)自我实现的需要:担心住院会影响工作、学习,患病不能实现自己的理想等。

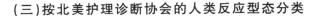

(三)按北美护理诊断协会的人类反应型态分类

1.交换

交换包括营养、排泄、呼吸、循环、体温、组织的完整性等。

2.沟通

沟通主要指与人沟通交往的能力。

3.关系

关系指社交活动、角色作用和性生活型态。

4.价值

价值包括个人的价值观、信念、宗教信仰、人生观及精神状况。

5.选择

选择包括应对能力、判断能力及寻求健康所表现的行为。

6.移动

移动包括活动能力、休息、睡眠、娱乐及休闲状况,日常生活自理能力等。

7.知识

知识包括自我概念,感知和意念,包括对健康的认知能力、学习状况及思考过程。

8.感觉/感知

感觉/感知包括个人的舒适、情感和情绪状况。

三、分析资料

(一)检查有无遗漏

将资料进行整理分类之后,应仔细检查有无遗漏,并及时补充,以保证资料的完整性及准确性。

(二)与正常值比较

收集资料的目的在于发现护理对象的健康问题,因此护士应掌握常用的正常值,将所收集到的资料与正常值进行比较,并在此基础上进行综合分析,以发现异常情况。

(三)评估危险因素

有些资料虽然目前还在正常范围,但是由于存在危险因素,若不及时采取预防措施,以后很可能会出现异常,损害服务对象的健康。因此,护士应及时收集资料评估这些危险因素。

护理评估通过收集服务对象的健康资料,对资料进行组织、核实和分析,确认服务对象对现存的或潜在的健康问题或生命过程的反应,为做出护理诊断和进一步制订护理计划奠定了基础。

四、资料的记录

(一)原则

书写全面、整洁、简练、流畅,客观资料运用医学术语,避免使用笼统、模糊的词,主观资料尽量引用护理对象的原话。

(二)记录格式

根据资料的分类方法,根据各医院,甚至各病区的特点自行设计,多采用表格式记录。与患者第一次见面收集到的资料记录称入院评估,要求详细、全面,是制订护理计划的依据,一般要求入院后 24 小时内完成。住院期间根据患者病情天数,每天或每班记录,反映患者的动态变化,用以指导护理计划的制订、实施、评价和修订。

第二节 护理诊断

护理诊断是护理程序的第二个步骤,是在评估的基础上对所收集的健康资料进行分析,从而确定服务对象的健康问题及引起健康问题的原因。护理诊断是一个人生命过程中的生理、心理、社会文化发展及精神方面健康状况或问题的一个简洁、明确的说明,这些问题都是属于护理职责范围之内的、能够用护理的方法解决的问题。

一、护理诊断的组成部分

护理诊断有 4 个组成部分:名称、定义、诊断依据和相关因素。

(一)名称

名称是对服务对象健康状况的概括性的描述。应尽量使用北美护理诊断协会认可的护理诊断名称,以有利于护士之间的交流和护理教学的规范。常用改变、受损、缺陷、无效或低效等特定描述语。例如:排便异常,便秘;有皮肤完整性受损的危险。

(二)定义

定义是对名称的一种清晰的、正确的表达,并以此与其他诊断相鉴别。一个诊断的成立必须符合其定义特征。有些护理诊断的名称虽然十分相似,但仍可从定义中发现彼此的差异。例如:"压力性尿失禁"的定义是"个人在腹内压增高时立即无意识地排尿的一种状态","反射性尿失禁"的定义是"个体在没有要排泄或膀胱满胀的感觉下可以预见的不自觉地排尿的一种状态"。虽然二者都是尿失禁,但前者的原因是腹内压增高,后者的原因是无法抑制的膀胱收缩。因此,确定诊断时必须认真区别。

(三)诊断依据

诊断依据是做出护理诊断的临床判断标准。诊断依据常常是患者所具有的一组症状和体征,以及有关病史,也可以是危险因素。对于潜在的护理诊断,其诊断依据则是原因本身(危险因素)。

诊断依据依其在特定诊断中的重要程度分为主要依据和次要依据。

1.主要依据

主要依据是指形成某一特定诊断所应具有的一组症状和体征及有关病史,是诊断成立的必要条件。

2.次要依据

次要依据是指在形成诊断时,多数情况下会出现的症状、体征及病史,对诊断的形成起支持作用,是诊断成立的辅助条件。

例如:便秘的主要依据是"粪便干硬,每周排大便不到 3 次",次要依据是"肠鸣音减少,自述肛门部有压力和涨满感,排大便时极度费力并感到疼痛,可触到肠内嵌塞粪块,并感觉不能排空"。

(四)相关因素

相关因素是指造成服务对象健康状况改变或引起问题产生的情况。常见的相关因素包括以下几个方面。

1.病理生理方面的因素

病理生理方面的因素指与病理生理改变有关的因素。例如"体液过多"的相关因素可能是右心衰竭。

2.心理方面的因素

心理方面的因素指与服务对象的心理状况有关的因素。例如"活动无耐力"可能是由疾病后服务对象处于较严重的抑郁状态引起。

3.治疗方面的因素

治疗方面的因素指与治疗措施有关的因素（用药、手术创伤等）。例如，"语言沟通障碍"的相关因素可能是使用呼吸机时行气管插管。

4.情景方面的因素

情景方面的因素指环境、情景等方面的因素（陌生环境、压力刺激等）。例如，"睡眠型态紊乱"可能与住院后环境改变有关。

5.年龄因素

年龄因素指在生长发育或成熟过程中与年龄有关的因素。如婴儿、青少年、中年、老年各有不同的生理、心理特征。

二、护理诊断与合作性问题及医疗诊断的区别

（一）合作性问题——潜在并发症

在临床护理实践中，护士常遇到一些无法完全包含在北美护理诊断协会制定的护理诊断中的问题，而这些问题也确实需要护士提供护理措施，因此，1983年琳达·尤亚尔·卡本尼图提出了合作性问题的概念。她把护士需要解决的问题分为两类：一类经护士直接采取措施可以解决，属于护理诊断；另一类需要护士与其他健康保健人员尤其是医师共同合作解决，属于合作性问题。

合作性问题需要护士承担监测职责，以及时发现服务对象身体并发症的发生和情况的变化，但并非所有并发症都是合作性问题。有些可通过护理措施预防和处理，属于护理诊断；只有护士不能预防和独立处理的并发症才是合作性问题。合作性问题的陈述方式是"潜在并发症：××××"，如"潜在并发症：脑出血"。

（二）护理诊断与合作性问题及医疗诊断的区别

1.护理诊断与合作性问题的区别

护理诊断是护士独立采取措施能够解决的问题；合作性问题需要医师、护士共同干预处理，处理决定来自医护双方。对合作性问题，护理措施的重点是监测。

2.护理诊断与医疗诊断的区别

明确护理诊断和医疗诊断的区别对区分护理和医疗两个专业、确定各自的工作范畴和应负的法律责任非常重要。

三、护理诊断的分类方法及标准

（1）按照护理诊断或健康所处的状态来分，可分为现存的、潜在的、健康的、综合的和可能的几种类型。

现存的护理诊断:现存的护理诊断是指服务对象评估时正感到的不适或存在的反应。书写时,通常将"现存的"省略。例如:"清理呼吸道无效"和"焦虑"即为现存的护理诊断。

潜在的护理诊断:潜在的护理诊断是指服务对象目前尚未发生问题,但因为有危险因素存在,若不进行预防处理就一定会发生的问题。用"有……的危险"进行描述,如"有感染的危险"即为潜在的护理诊断.

健康的护理诊断:健康的护理诊断描述的是个人、家庭或社区人群具有的能进一步提高健康水平的临床判断。例如,"母乳喂养有效"。

综合的护理诊断:综合的护理诊断是指一组由某种特定的情境或事件所引起的现存的或潜在的护理诊断。

可能的护理诊断:可能的护理诊断是指已有资料支持这一诊断的提出,但是目前能明确该诊断的资料尚不充分,需要进一步收集资料以确认或排除该护理诊断。

(2)确定护理诊断时究竟依据何种标准,哪些诊断可以得到医护人员的普遍认可,目前我国普遍使用的是北美护理诊断协会的分类体系。包括人类反应型态分类体系和功能性健康型态分类体系。

人类反应型态分类体系的护理诊断:交换,沟通,关系,价值,选择,活动,感知,认知,感觉。

四、护理诊断的陈述

戈登(Gordon)主张护理诊断的陈述应包括 3 部分:健康问题、症状或体征、原因。

(一)健康问题

健康问题包括服务对象现存的和潜在的健康问题。

(二)症状或体征

症状或体征是指与健康问题有关的症状或体征。临床症状或体征往往提示服务对象有健康问题存在,例如急性心肌梗死时心前区疼痛是此人健康问题的重要特征。

(三)原因

原因是指影响服务对象健康状况的直接因素、促发因素或危险因素。疾病的原因往往是比较明确的,而健康问题的原因往往因人而异,如失眠,其原因可能有焦虑、饥饿、环境改变、体位不舒适等,而且不同的疾病可能有相同的健康问题。

第三节　护　理　计　划

　　护理计划是护理程序的第三个步骤,是制定护理对策的过程。护理人员在评估及诊断的基础上,对患者的健康问题、护理目标及护士所要采取的护理措施的一种书面说明,通过护理计划,可以使护理活动有组织、有系统地满足患者的具体需要。

一、护理计划的种类

　　护理计划从与服务对象刚接触开始,直到因服务对象离开医疗机构终止护患关系而结束。计划的类型可分为入院护理计划、住院护理计划和出院护理计划。

(一)入院护理计划

　　入院护理计划指护士经入院评估后制订的综合护理计划。评估资料不仅来源于书面数据,而且来源于服务对象的身体语言和直觉信息。由于住院期有逐渐缩短的趋势,因此计划应在入院评估后尽早开始,并根据情况及时修改。

(二)住院护理计划

　　护士根据获取的新评估资料和服务对象对护理的反应,制订较入院计划更为个体化的住院护理计划。住院护理计划也可在护士接班后制订,主要确定本班为服务对象所提供的护理项目。根据住院评估资料,护士每天制订护理计划,以达到以下目的:①确定服务对象的健康状况是否发生改变。②排列本班护理活动的优先顺序。③决定本班需要解决的核心问题。④协调护理活动,通过一次护理活动解决服务对象多个问题。

(三)出院护理计划

　　随着平均住院期的缩短,患者出院后仍然需要护理。因此,出院护理计划是总体护理计划的重要组成部分。有效出院护理计划的制定从第一次与服务对象接触开始,护士以全面而及时地满足服务对象需要的信息为基础,根据服务对象住院和出院时的评估资料,推测如何满足服务对象出院后的需要而制定。

二、护理计划的过程

　　护理计划包括4个方面的内容:①排列护理诊断的顺序;②制定预期目标;

③制定护理措施；④书写护理计划。

(一)排列护理诊断的顺序

由于护理诊断往往不只是一个，因此，在拟定计划时首先应明确处理护理诊断提出问题的先后顺序。

1.一般顺序

一般对护理诊断的排序按首优、中优、次优进行排列，分出轻重缓急，先解决主要问题或以主要问题为重点，再依次解决所有问题，做到有条不紊。

(1)首优问题：涉及的问题是直接威胁生命，需要立即采取行动予以解决的问题。如心排血量减少、气体交换受损、清理呼吸道无效、不能维持自主呼吸、严重体液不足、组织灌流量改变等问题。

(2)中优问题：涉及的问题不直接威胁生命，但对护理对象的身心造成痛苦并严重影响健康的问题。如急性疼痛、组织或皮肤完整性受损、体温过高、睡眠型态紊乱、有受伤的危险、有感染的危险、焦虑、恐惧等。

(3)次优问题：涉及的问题需要护理人员的少量支持就可以解决或可以考虑暂时放后面的问题，虽然不如生理需要和安全需要问题迫切，但并非不重要，同样需要护士给予帮助，使问题得到解决，以便护理对象达到最佳健康状态。如社交孤立、家庭作用改变、角色冲突、精神困扰等。

首优、中优、次优的顺序在护理的过程中不是固定不变的，随着病情的变化，威胁生命的问题得以解决，生理需要获得一定程度的满足后，中优或次优的问题可以上升为"首优问题"。

2.排列护理诊断顺序应遵循的原则

(1)结合护理理论模式：常用的有马斯洛的人类基本需要层次论。先考虑满足基本生活的需要，再考虑高水平的需要。即将对生理功能平衡状态威胁最大的问题排在最前面。如对氧气的需要优先于对水的需要，对水的需要优先于对食物的需要。

(2)紧急情况：危及生命的问题始终摆在护理行动的首位。

(3)与治疗计划相一致：要考虑不与医疗措施相抵触。

(4)取得护理对象的信任与合作：注重服务对象的个人需求，尊重护理对象的意愿，共同讨论达成一致，即服务对象认为最为迫切的问题，如果与治疗、护理原则无冲突，可考虑优先解决。

(5)尊重服务对象的健康价值观和信仰：根据服务对象的健康价值观和信仰排列护理诊断顺序。

(6)考虑设备资源及所需的时间:一定要考虑在现有的条件下能否实施,否则计划形同虚设,措施无法实施,问题也就得不到解决。

(7)潜在的问题要全面评估:一般认为现存问题应优先解决,但有时潜在的和需协同处理的问题并非首优问题,有时后者比前者更重要。护士应根据理论知识和临床经验对潜在的问题全面评估。例如大面积烧伤处于休克期时,有体液不足的危险,如果不及时预防,就会危及服务对象生命,应列为首优问题。

(二)制定预期目标

预期目标也称预期结果,是期望的护理结果。指在护理措施实施之后,期望能够达到的健康状态或行为的改变,其目的是为制定的护理措施提供方向及为护理效果评价提供标准。

1.分类

根据实现目标所需的时间分为短期目标和长期目标。

(1)短期目标:是指在较短的时间内(几天、几小时)能够达到的目标,适合于住院时间较短、病情变化快者。例如,"3 天后,服务对象下床行走 50 m""用药 2 小时后服务对象自述疼痛消失"等都是短期目标。

(2)长期目标:是指需要相对较长时间(数周、数月)才能够达到的目标。可以分为两类。

一类是需要护士针对一个长期存在的问题采取连续性行动才能达到的长期目标,例如,一个长期卧床的服务对象需要护士在整个卧床期间给予精心的皮肤护理以预防发生压疮,长期目标可以描述为"卧床期间皮肤完整无破损"。

另一类是需要一系列短期目标的实现才能达到的长期目标,例如:"半年内体重减轻 12 kg",最好通过一系列短期目标来实现,可以定为"每周体重减轻 0.5 kg"。短期目标的实现使人看到进步,增强实现长期目标的信心。

2.陈述

目标的陈述方式:主语+谓语+行为标准+条件状语。

(1)主语:是指服务对象或服务对象的一部分或与服务对象有关的因素。如护理对象的血压、脉搏、体重等。主语为护理对象本人时可以省略。

(2)谓语:是指主语将要完成且能被观察到的行为,用行为动词陈述。如说明、解释、走、喝等。

(3)行为标准:是指主语完成该行为将要达到的程度。如时间、距离、速度、次数、重量、计量单位(个、件等)、容量等。

(4)条件状语:是指服务对象完成该行为所必须具备的条件状况,即在什么

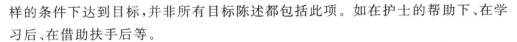

样的条件下达到目标,并非所有目标陈述都包括此项。如在护士的帮助下、在学习后、在借助扶手后等。

3.制定预期目标的注意事项

目标应以服务对象为中心:目标陈述的是服务对象的行为,而非护理活动本身。目标应说明服务对象将要做什么、怎么做、什么时候做、做到什么程度,而不是描述护士的行为或护士采取的护理措施。目标应切实可行:既应在护理对象的能力范围之内,又要能激发服务对象的能动性,且与医疗条件相匹配。目标应有明确的针对性:一个预期目标只能针对一个护理诊断,一个护理诊断可有多个预期目标。目标应具体:预期目标应是可观察、可测量的,避免使用含糊不清、不明确的词,如活动适量、饮酒量减少等,不易被观察和测量,难以进行评估。目标应有时间限制:预期目标应注明具体时间,如 3 天后,2 小时内、出院时等,为确定何时评价提供依据。目标必须有据可依:护士应根据医学、护理知识、个人临床经验及服务对象的实际情况制定目标,以保证目标的可行性。关于潜在并发症的目标:潜在并发症是合作性问题,仅通过护理往往无法阻止,护士只能监测并发症的发生与发展。因此,潜在并发症的目标可这样书写:并发症被及时发现并得到及时处理。

(三)制定护理措施

护理措施是有助于实现预期目标的护理活动及其具体实施方法。护理措施的制订必须围绕已明确的护理诊断和拟定的护理目标,针对护理诊断提出的原因,结合服务对象的具体情况,运用护理知识和经验做出决策。

1.护理措施的分类

独立性护理措施:是指护士运用护理知识和技能可独立完成的护理活动,即护嘱。合作性护理措施:是指护士与其他医务人员共同合作完成的护理活动。例如:与营养师一起制订符合服务对象病情的饮食计划。依赖性护理措施:是指护士执行医嘱的护理活动,例如给药。然而护士不是盲目地执行医嘱,应能够判别医嘱的正确与否。

2.制定护理措施的原则

护理措施必须具有一定的理论依据,对护理对象是安全的。护理措施针对护理诊断提出的原因而制订,其目的是为了达到预期的护理目标。应用现有资源,护理措施切实可行、因人而异,与个体情况相适应;与护理对象的价值观和信仰不相违背;与其他医务人员的处理方法不冲突,相辅相成。护理措施的描述应准确、明了。一项完整的护理措施应包括日期、具体做什么、怎样做、执行时间和签名。鼓励服务对象参与制订护理措施,保证护理措施的最佳效果。

(四)护理计划的书写

护理计划的书写就是将已明确的护理诊断、目标、措施书写成文,以便指导和评价护理活动。各个医疗机构护理计划的书写格式不尽相同,一般都有护理诊断、预期目标、护理措施和评价4个栏目。

书写时注意应用标准医学术语,包括护理活动的合作者,包括出院和家庭护理的内容,制定日期和责任护士要书写完整。

标准护理计划的出现,简化了护理计划的书写工作。标准护理计划是根据临床经验,推测出在一个特定的护理诊断或健康状态下,服务对象所具有的共同的护理需要,根据需要预先印刷好护理计划表格。护士只需在一系列护理诊断中勾画出与服务对象有关的护理诊断,按标准计划去执行。对于标准护理计划上没有列出,而服务对象却具备的护理诊断,须按护理计划格式填写附加护理计划单,补充服务对象特殊的护理诊断、预期目标、护理措施和评价。

随着计算机在病历管理中的应用,护理计划也逐渐趋向计算机化。标准护理计划被输入存储器后,护士可以随时调阅标准护理计划或符合服务对象实际情况的护理计划。制订某服务对象具体的护理计划,步骤如下。①将护理评估资料输入计算机,计算机将会显示相应的护理诊断。②选定护理诊断后,计算机即可显示与护理诊断相对应的原因、预期目标。③在预期目标后,计算机即提示可行的护理措施。④选择护理措施,制订出一份个体化的护理计划。⑤打印护理计划。

护理计划明确了服务对象健康问题的轻重缓急及护理工作的重点,确定了护理工作的目标,制订了实现预期目标的护理措施,为护士解决服务对象健康问题,满足服务对象健康需要的护理活动提供了行动指南。

第四节　护　理　实　施

护理实施是护理程序的第四个步骤,是将护理计划付诸实施的过程。通过实施,可以解决护理问题,并可以验证护理措施是否切实可行。其工作内容包括:实施措施、写出记录、继续收集资料。这一步不仅要求护士具备丰富的专业

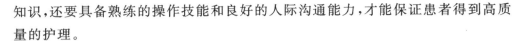

知识,还要具备熟练的操作技能和良好的人际沟通能力,才能保证患者得到高质量的护理。

一、实施的过程

(一)实施前思考

要求护士在护理实施前思考以下问题。

1.做什么

回顾已制订好的护理计划,保证计划内容是合适的、科学的、安全的、符合患者目前情况的。然后,组织所要实施的护理措施。这样一次接触患者时可以根据计划有顺序地执行数个护理措施。

2.谁去做

确定哪些护理措施是护士自己做,哪些是由辅助护士执行,哪些是由其他医务人员共同完成,需要多少人。一旦护士为患者制订好了护理计划,计划可由下列几种人员完成。①护士本人:由制订护理计划的护理人员将计划付诸行动。②其他医务人员:包括其他护理人员、医师和营养师。③患者及其家属:有些护理措施,需要患者及其家属参与或直接完成。

3.怎么做

实施时将采取哪些技术和技巧,并回顾技术操作、仪器操作的过程。如果需要运用沟通交流,则应考虑在沟通中可能遇到的问题,可以使用的沟通技巧。

4.何时做

根据患者的具体情况、健康状态,选择执行护理措施的时间。

(二)实施过程

1.落实

将所计划的护理活动加以组织,任务落实。

2.执行

执行医嘱,保持医疗和护理有机结合。

3.解答

解答服务对象及家属的咨询问题。

4.评价

及时评价实施的质量、效果,观察病情,处理突发急症。

5.收集资料

继续收集资料,及时、准确地完成护理记录,不断补充和修正护理计划。

6.协作

与其他医务人员保持良好关系,做好交班工作。

二、实施护理计划的常用方法

(一)提供专业护理

护士运用各种相应的护理技巧来执行护理计划,直接给护理对象提供护理服务。

(二)管理

将护理计划的先后次序进行安排、排序,并委托其他护士、其他人员执行护理措施,使护理活动能够最大限度地发挥护士的作用,使患者最大程度地受益。

(三)健康教育

对患者及其家属进行疾病的预防、治疗、护理等方面的知识教育。

(四)咨询指导

提供有助于健康的信息,指导患者进行自我护理或家属辅助护士对患者的护理。

(五)记录

记录护理计划的执行情况。

(六)报告

及时向医师报告患者出现的身心反应、病情的进展情况。

三、护理实施的记录

护理记录是护理实施阶段的重要内容,是交流护理活动的重要形式。做好护理记录可以保存重要资料,为下一步治疗护理提供可靠依据。护理记录要求及时、准确、可靠地反映患者的健康问题及其进展状况;描述确切客观、简明扼要、重点突出;体现动态性和连续性。

(一)护理记录的内容

护理记录的主要内容:实施护理措施后服务对象、家属的反应及护士观察到的效果,服务对象出现的新的健康问题与病情变化,所采取的临时性治疗、护理措施,服务对象的身心需要及其满足情况,各种症状、体征,器官功能的评价,服务对象的心理状态等。

(二)护理记录的方法

护理文件记录与护理程序的实施同样重要。护理管理者提倡在临床实践中使用具体而统一的护理实践及程序表格,护士只需记录护理中所遇到的特殊问题。然而,这种方法有一定的法律争议,认为如果在表格中没有相应的记录,就证明护士没有做相应的工作。因此,医院及其他的健康机构要求护士认真、详细、完整地记录护理过程。

临床护理记录的方式很多,目前在以患者为中心的整体护理实践中,多采用PIO护理记录格式,这是一种简明而又能体现护理程序的记录法。

P(problem,问题),指护理诊断或护理问题。I(intervention,措施),是针对患者的问题进行的护理活动。O(outcome,结果),护理措施完成后的结果。

在护理实践中,护士需准确及时记录护理程序的实施过程,我国护理界也根据有关法律规定及护理专业组织的具体要求建立了相应的记录标准。在执行护理措施的过程中,需要随时观察,继续收集资料,评估服务对象的变化,以便根据服务对象的动态变化修改护理计划。

护理实施是落实护理计划的实际行动,计划实施以后服务对象的健康状况是否达到了预期结果?下一步的护理活动应如何进行?还需要护理评价来完成。

第五节 护 理 评 价

护理评价是护理程序的最后一个步骤,是为了确定护理目标是否实现或判断实现的程度。护理评价按预期目标所规定的时间,将护理后服务对象的健康状况与预期目标进行比较并做出评定和修改,了解服务对象对健康问题的反应,验证护理效果,调控护理质量,积累护理经验。

一、列出已制定的护理目标

计划阶段所确定的预期目标可作为护理效果评价的标准。预期目标对评价的作用有以下两个方面:确定评价阶段所需收集资料的类型和提供判断服务对象健康资料的标准。例如,预期结果:①每天液体摄入量不少于 2 500 mL;②尿液排出量与液体摄入量保持平衡;③残余尿量低于 100 mL。根据以上预期目标,任何一名护士都能明确护理评价时所应收集资料的类型。

二、收集与目标有关的资料

为评价预期目标是否达到,护士应收集服务对象的相关主、客观资料。有些主、客观资料需要证实,如确认主观资料恶心或疼痛时,护士需依据服务对象的主诉,或该主观资料的客观指标(如脉搏、呼吸频率减慢,面部肌肉放松等可作为疼痛缓解的客观指标)。所收集资料应简明、准确地记录,以备与计划中的预期目标进行比较。

三、比较收集到的资料和预期目标

评价预期目标是否实现,即评价通过实施护理措施后,原定计划中的预期目标是否已经达到。评价分两步进行。

(一)服务对象实际行为的变化

列出实施护理措施后服务对象的反应。

(二)将服务对象的反应与预期目标比较,了解目标是否实现

预期目标实现的程度可分为 3 种:①预期目标完全实现;②预期目标部分实现;③预期目标未实现。为便于护士之间的合作与交流,护士在对预期目标实现与否做出评价后,应记录结论。记录内容为结论及支持资料,然后签名并注明评价的时间。结论即预期目标达到的情况,支持资料是支持评价结论的服务对象的反应。

四、重审护理计划

(一)分析原因

在评价的基础上,对目标部分实现或未实现的原因进行分析,找出问题之所在,可询问的问题:①所收集的基础资料是否欠准确? ②护理诊断是否正确? ③预期目标是否合适? ④护理措施是否适当?是否得到了有效落实? ⑤服务对象的态度是否积极,配合良好? ⑥病情是否已经改变或有新的问题发生?原定计划是否失去了有效性?

(二)全面决定

对健康问题重新估计后,做出全面决定,一般有以下 4 种可能。①继续:问题仍然存在,目标与措施恰当,计划继续进行。②停止:问题已经解决,停止采取措施。③确认或排除:对可能的问题,通过进一步的收集资料,给予确认或排除。④修订:对诊断、目标、措施中不适当之处加以修改。

护理程序是护士通过科学的解决问题的方法确定服务对象的健康状态,明确健康问题的身心反应,并以此为依据,制订适合护理对象的护理计划,采取适当的护理措施以解决确认的问题的过程。其目的是帮助护理对象满足其各种需要,恢复或达到最佳的健康状态。运用护理程序不仅能提高护理质量,促进服务对象健康得到恢复,而且能培养护士的逻辑思维,增强其发现问题和解决问题的能力,使业务知识和技能水平得以提高,护患关系也会因此得到改善,同时运用护理程序中完整的护理记录将为护理科研与护理理论的发展奠定基础。

第二章　内　科　护　理

第一节　短暂性脑缺血发作

一、疾病概述

(一)概念和特点

短暂性脑缺血发作(transient ischemic attack,TIA)是指因脑血管病变引起的短暂性、局限性脑功能缺失或视网膜功能障碍,临床症状一般持续 10～20 分钟,多在 1 小时内缓解,最长不超过 24 小时,不遗留神经功能缺损症状。凡临床症状持续超过 1 小时且神经影像学检查有明确病灶者不宜称为 TIA。

我国 TIA 的人群患病率为每年 180/10 万,男女比例约为 3∶1。TIA 的发病率随年龄的增加而升高。

(二)相关病理、生理

发生缺血部位的脑组织常无病理改变。主动脉弓发出的大动脉、颈动脉可见动脉粥样硬化改变、狭窄或闭塞。颅内动脉亦可有动脉粥样硬化改变,或可见动脉炎性浸润。还可有颈动脉或椎动脉过长或扭曲。

(三)病因与诱因

1.血流动力学改变

各种原因如动脉炎和动脉粥样硬化等所致的颈内动脉系统或椎-基底动脉系统的动脉严重狭窄,在此基础上血压的急剧波动导致原来靠侧支循环维持的脑区发生一过性缺血。

2.微栓子形成

微栓子主要来源于动脉粥样硬化的不稳定斑块或附壁血栓的破碎脱落、瓣

20

膜性或非瓣膜性心源性栓子及胆固醇结晶等。

3.其他因素

如锁骨下动脉盗血综合征,某些血液系统疾病,如真性红细胞增多症、血小板增多、各种原因所致的严重贫血和高凝状态等,也可参与 TIA 的发病。

(四)临床表现

1.一般特点

TIA 好发于 50～70 岁中老年人,男性多于女性,患者多伴有高血压、动脉粥样硬化、糖尿病、高血脂和心脏病等心脑血管疾病危险因素。突发局灶性脑或视网膜功能障碍,持续时间短暂,多在 1 小时内恢复,最长不超过 24 小时,恢复完全,不留后遗症,可反复发作,且每次发作症状基本相似。

2.颈内动脉系统 TIA

大脑中动脉供血区的 TIA,病灶对侧肢体单瘫、偏瘫、面瘫和舌瘫,可伴有偏身感觉障碍和对侧同向偏盲,优势半球受累可有失语;大脑前动脉供血区的TIA,病灶对侧下肢无力,可伴有人格和情感障碍;颈内动脉主干 TIA,病灶侧霍纳征、单眼一过性黑矇或失明、对侧偏瘫及感觉障碍。

3.椎-基底动脉系统 TIA

最常见的症状是眩晕、恶心、呕吐、平衡失调、眼球运动异常和复视。可能出现的症状是吞咽功能障碍、构音障碍、共济失调(小脑缺血)、交叉性瘫痪(脑干缺血)。

(五)辅助检查

1.影像学

计算机断层扫描术(computer tomography,CT)或磁共振成像(magnetic resonance imaging ,MRI)检查大多正常,部分病例(发作时间＞60 分钟者)于弥散加权 MRI 和正电子发射体层成像可见片状缺血灶。CT 血管成像、磁共振血管造影检查可见血管狭窄、动脉粥样硬化斑,数字减影血管造影可明确颅内、外动脉的狭窄程度。

2.彩色经颅多普勒检查

检查可见颅内动脉狭窄、粥样硬化斑等,并可进行血流状况评估和微栓子监测。

3.其他

血常规、血流变、血脂、血糖和同型半胱氨酸等。

(六)治疗原则

消除病因、减少及预防复发、保护脑功能。

1.病因治疗

高血压患者应控制血压,使血压＜18.7/12.0 kPa(140/90 mmHg),有效地治疗糖尿病、高脂血症、血液系统疾病、心律失常等。

2.预防性药物治疗

(1)抗血小板聚集药物:常用的药物有阿司匹林、双嘧达莫、噻氯匹定、氯吡格雷和奥扎格雷等。

(2)抗凝药物:临床伴有心房颤动、频发 TIA 且无出血倾向、严重高血压、肝肾疾病和消化性溃疡患者,可行抗凝治疗。常用药物有肝素、低分子肝素和华法林。

(3)钙离子拮抗剂:防止血管痉挛,增加血流量,改善循环。常用的药物有尼莫地平和盐酸氟桂利嗪等。

(4)中药:对老年 TIA 并有抗血小板聚集剂禁忌证或抵抗性者可选用活血化瘀的中药制剂治疗,常用的中药有川芎嗪、丹参、红花、三七等。

3.手术和介入治疗

对有颈动脉或椎-基底动脉严重狭窄(＞70％)的 TIA 患者,经药物治疗效果不佳或病情有恶化趋势者,可酌情选择动脉血管成形术和颈动脉内膜切除术。

二、护理评估

(一)一般评估

1.生命体征

体温升高常见于继发感染、下丘脑或脑干受损引起的中枢性高热。合并有心脏疾病时常有脉搏的改变。患者多伴有高血压,在脑动脉粥样硬化或管腔狭窄的基础上,当测得患者血压偏低或波动较大时,脑部一过性缺血极易诱发 TIA。

2.患者主诉

患者主诉内容如下。①诱因:发病前有无剧烈运动或情绪激动。②发作症状:发作时有无意识障碍、时间和地点的定向障碍、记忆丧失,有无眩晕、恶心、呕吐、平衡失调,有无吞咽、语言、视觉、运动功能障碍。③发病形式:是否急性发病,持续时间及复发的时间,症状的部位、范围、性质、严重程度等。④既往检查、治疗经过及效果,是否有遵医嘱治疗。目前情况包括使用药物的名称、剂量、用法和有无不良反应。

3.相关记录

患者年龄、性别、体重、体位、饮食、睡眠、皮肤、出入量、美国国立卫生研究院卒中量表(NIHSS 评分)、格拉斯哥昏迷评分(GCS 评分)、压疮危险度分级评分

（Norton评分）、吞咽功能障碍评定等记录结果。

(二)身体评估

1.头颈部

患者意识是否清楚,睁眼运动是否正常。两侧瞳孔是否等大、等圆、瞳孔对光反射是否灵敏;角膜反射是否正常。头颅大小、形状,注意有无头颅畸形。面部表情是否淡漠、颜色是否正常,有无畸形、面肌抽动、眼睑水肿、眼球突出、眼球震颤、巩膜黄染、结膜充血,额纹及鼻唇沟是否对称或变浅,鼓腮、示齿动作能否完成,伸舌是否居中,舌肌有无萎缩。有无吞咽困难、饮水呛咳,有无声音嘶哑或其他语言障碍。注意头颅有无局部肿块或压痛。咽反射是否存在或消失。有无头部活动受限、不自主活动及抬头无力;颈动脉搏动是否对称。脑膜刺激征是否阳性;颈椎、脊柱、肌肉有无压痛。颈动脉听诊是否闻及血管杂音。

2.胸部

脊柱有无畸形,心脏及肺部听诊是否异常。

3.腹部

腹壁反射、提睾反射是否存在,病理反射是否阳性。

4.四肢

四肢有无震颤、抽搐、肌阵挛等不自主运动或瘫痪,患者站立和行走时步态是否正常。肱二、三头肌反射,桡反射,膝腱反射,跟腱反射是否阳性。

(三)心理-社会评估

1.疾病知识

患者对疾病的性质、过程、防治及预后知识的了解程度。

2.心理状况

了解疾病对其日常生活、学习和工作的影响,患者能否面对现实、适应角色转变,有无焦虑、恐惧、抑郁、孤僻、自卑等心理反应及其程度;性格特点如何,人际关系和环境的适应能力如何。

3.社会支持系统

了解家庭的组成、经济状况、文化教育背景;家属对患者的关心、支持以及对患者所患疾病的认识程度;了解患者的工作单位或医疗保险机构所能承担的帮助和支持情况;患者出院后的继续就医条件,居住地的社区保健资源或继续康复治疗的可能性。

(四)辅助检查结果评估

部分病例(发作时间＞60分钟者)于弥散加权MRI可见片状缺血灶。CT

血管成像、磁共振血管造影及数字减影血管造影检查可见血管狭窄、动脉粥样硬化斑。数字减影血管造影检查可明确颅内、外动脉的狭窄程度，彩色经颅多普勒检查可发现颅内动脉狭窄，并可进行血流状况评估和微栓子监测。血常规和血生化等也是必要的，神经心理学检查可能发现轻微的脑功能损害。

(五)常用药物治疗效果的评估

1.应用抗血小板聚集剂评估

(1)用药剂量、时间、方法的评估与记录。

(2)胃肠道反应评估：观察并询问患者有无恶心、呕吐、上腹部不适或疼痛。

(3)出血评估：抗血小板药物可致胃肠溃疡和出血。患者服药期间，应定期检测血象和异常出血的情况，对肾功能明显障碍者应定期检查肾功能。

2.应用抗凝药物评估

(1)详细询问患者的过敏史和疾病史，有无严重肝、肾功能不全，急性胃、十二指肠溃疡，脑出血，严重凝血系统疾病等。

(2)凝血功能监测：用药过程中，抽血检查患者血小板计数、凝血功能，观察局部皮肤有无出血及全身各系统有无出血倾向及其他不良反应，观察患者牙龈及大小便有无出血。皮下注射抗凝药物，应观察注射部位皮肤有无瘀斑、硬结及其大小，询问患者有无疼痛。

3.应用钙离子拮抗剂评估

观察患者有无低血压表现，严密监测患者血压变化。注意观察患者有无一过性头晕、头痛、面色潮红、呕吐等。

4.应用中药评估

(1)注意用药制剂、剂量，用药方法、疗程的评估和记录。

(2)观察中药对患者的不良反应。

三、主要护理诊断

(1)跌倒的危险：与突发眩晕、平衡失调和一过性失明有关。

(2)知识缺乏：缺乏疾病的防治知识。

(3)潜在并发症：脑卒中。

四、护理措施

(一)休息与运动

指导患者卧床休息，枕头不宜太高(以 15°～20°为宜)，以免影响头部供血。

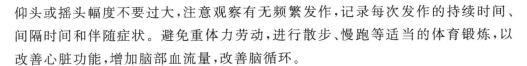

仰头或摇头幅度不要过大,注意观察有无频繁发作,记录每次发作的持续时间、间隔时间和伴随症状。避免重体力劳动,进行散步、慢跑等适当的体育锻炼,以改善心脏功能,增加脑部血流量,改善脑循环。

(二)合理饮食

指导患者进低盐、低脂、低糖、充足蛋白质和丰富维生素的饮食,多吃蔬菜水果,戒烟酒,忌辛辣、油炸食物和暴饮暴食,避免过分饥饿。

(三)用药护理

指导患者正确服药,不可自行调整、更换或停用药物。注意观察药物不良反应,例如抗凝治疗时密切观察有无出血倾向,使用抗血小板聚集剂治疗时,可出现可逆性白细胞和血小板减少,应定期查血象。

(四)心理护理

详细告诉患者本病的病因、常见症状、预防、治疗知识及自我护理方法。帮助患者了解本病的危害性,帮助患者寻找和去除自身的危险因素,积极治疗相关疾病,改变不良生活方式,建立良好的生活习惯。

(五)皮肤护理

观察患者肢体无力或麻木等症状有无减轻或加重,有无头痛、头晕等表现,给予肢体按摩、被动运动,长时间卧床时,给予功能卧位,加强翻身拍背,避免压疮的发生。

(六)健康教育

1.疾病预防指导

向患者和家属说明肥胖、吸烟、酗酒及不合理饮食与疾病发生的关系。指导患者选择低盐、低脂、足量蛋白质和丰富维生素的饮食。多食谷类和鱼类、新鲜蔬菜、水果、豆类、坚果等,限制钠盐摄入量每天不超过 6 g。少摄入糖类和甜食,忌辛辣、油炸食物和暴饮暴食;戒烟、限酒。告知患者心理因素与疾病的关系,使患者保持愉快心情,注意劳逸结合,培养自己的兴趣爱好,多参加有益于身心的社交活动。

2.疾病知识指导

告知患者和家属本病是脑卒中的一种先兆和警示,未经正确和及时治疗,约1/3患者数年内可发展为脑卒中。应评估患者和家属对疾病的认知程度。

3.就诊指标

出现肢体麻木、无力、眩晕、复视等症状及时就诊;定期门诊复查,积极治疗高血压、高血脂、糖尿病等疾病。

第二节　感染性心内膜炎

感染性心内膜炎是指病原微生物经血液直接侵犯心内膜、瓣膜或大动脉内膜而引起的感染性炎症,常伴有赘生物形成。根据病情和病程,分为急性感染性心内膜炎和亚急性感染性心内膜炎,其中亚急性心内膜炎较多见。根据瓣膜类型可分为自体瓣膜心内膜炎、人工瓣膜心内膜炎和静脉药瘾者心内膜炎。

一、护理评估

(一)致病因素

急性感染性心内膜炎发病机制尚不清楚,主要累及正常瓣膜,病原菌来自皮肤、肌肉、骨骼或肺等部位的活动感染灶;而亚急性病例至少占 2/3 以上,主要发生于器质性心脏病基础上,其中以风湿性心脏瓣膜病的二尖瓣关闭不全和主动脉瓣关闭不全最常见,其次是先天性心脏病的室间隔缺损、法洛四联症等。

1.病原体

亚急性感染性心内膜炎致病菌以草绿色链球菌最常见,而急性感染性心内膜炎则以金黄色葡萄球菌最常见;其他病原微生物有肠球菌、表皮葡萄球菌、溶血性链球菌、大肠埃希菌、真菌及立克次体等。

2.感染途径

可因上呼吸道感染、咽峡炎、扁桃体炎及扁桃体切除术、拔牙、流产、导尿、泌尿道器械检查及心脏手术等途径侵入血流。静脉药瘾者,通过静脉将皮肤致病微生物带入血流而感染心内膜。

3.发病机制

由于心脏瓣膜原有病变或先天性血管畸形的存在,异常的高速血流冲击心脏或大血管内膜,导致内膜损伤,有利于血小板、纤维蛋白及病原微生物在该部位聚集和沉积,形成赘生物和心内膜炎症。

(二)身体状况

1.症状和体征

(1)发热:是最常见的症状。亚急性者多低于 39 ℃,呈弛张热,可有乏力、食欲缺乏、体重减轻等非特异性症状,头痛、背痛和肌肉关节痛常见。急性者有高

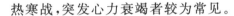

热寒战,突发心力衰竭者较为常见。

(2)心脏杂音:绝大多数患者可闻及心脏杂音,可由基础心脏病和(或)心内膜炎导致瓣膜损害所致。急性者比亚急性更易出现杂音强度和性质的变化,或出现新的杂音。

(3)周围血管体征:系细菌性微栓塞和免疫介导系统激活引起的微血管炎所致,多为非特异性。①瘀点,以锁骨以上皮肤、口腔黏膜和睑结膜最常见。②指(趾)甲下线状出血。③奥斯勒结节,为指和趾垫出现的豌豆大的红或紫色痛性结节。④詹伟损害,是位于手掌或足底直径 1～4 cm 的无压痛出血红斑。⑤罗特斑,为视网膜的卵圆形出血斑,其中心呈白色。

(4)动脉栓塞:赘生物引起动脉栓塞占 20%～30%,栓塞可发生在机体的任何部位,如脑栓塞、脾栓塞、肾栓塞、肠系膜动脉栓塞、四肢动脉栓塞和肺栓塞等,并出现相应的临床表现。

(5)其他:出现轻、中度贫血,病程超过 6 周者有脾大。

2.并发症

可出现心力衰竭、细菌性动脉瘤、迁移性脓肿、神经系统受累及肾脏受累的表现。

3.急性与亚急性感染性心内膜炎的比较

急性与亚急性感染性心内膜炎的比较见表 2-1。

表 2-1 急性与亚急性感染性心内膜炎的比较

比较项目	急性	亚急性
病原体	金黄色葡萄球菌	草绿色链球菌
中毒症状	明显	轻
病程	进展迅速,数周或数月引起瓣膜破坏	进展缓慢,病程较长
感染迁移	多见	少见

(三)心理社会状况

由于症状逐渐加重,患者烦躁、焦虑;当病情进展且疗效不佳时,往往出现精神紧张、悲观、绝望等心理反应。

(四)实验室及其他检查

1.血液检查

亚急性心内膜炎多呈进行性贫血;白细胞计数正常或升高,血沉增快;50%

以上的患者血清类风湿因子阳性。

2.尿液检查

常有镜下血尿和轻度蛋白尿,肉眼血尿提示肾梗死。

3.血培养

血培养是诊断感染性心内膜炎的最重要方法,血培养阳性是诊断本病最直接的证据,药敏试验可为治疗提供依据。

4.超声心动图

可探测赘生物,观察瓣叶、瓣环、室间隔及心肌脓肿等。

二、护理诊断及医护合作性问题

(1)体温过高:与感染有关。

(2)营养失调,低于机体需要量,与食欲下降、长期发热导致机体消耗过多有关。

(3)焦虑:与发热、疗程长或病情反复有关。

(4)潜在并发症:栓塞、心力衰竭。

三、治疗及护理措施

(一)治疗要点

1.抗生素治疗

(1)治疗原则:①早期用药。②选用敏感的抗生素。③剂量充足,疗程长。④联合用药。⑤以静脉给药为主。

(2)常用药物:首选青霉素。本病大多数致病菌对其敏感,且青霉素毒性小,常用剂量为2 000万~4 000万U/d,青霉素过敏者可用万古霉素;青霉素与氨基糖苷类抗生素如链霉素、庆大霉素、阿米卡星等联合应用可以增加杀菌能力。也可根据细菌培养结果和药敏试验针对性选择抗生素。

(3)治愈标准:①自觉症状消失,体温恢复正常。②脾缩小。③未再发生出血点和栓塞。④抗生素治疗结束后的第1、2、6周分别做血培养阴性。

2.对症治疗

加强营养,纠正贫血,积极治疗各种并发症等。

3.手术治疗

如抗生素治疗无效,有严重心内并发症者应考虑手术治疗。

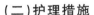

(二)护理措施

1.病情观察

密切观察患者的体温变化情况,每4～6小时测量体温1次并记录;注意观察皮肤瘀点、甲床下出血、Osler结节、詹伟结节等皮肤黏膜病损及消退情况;观察有无脑、肾、脾、肺、冠状动脉、肠系膜动脉及肢体动脉栓塞,一旦发现立即报告医师并协助处理。

2.生活护理

根据患者病情适当调节活动,严重者避免剧烈运动和情绪激动;宜进高热量、高蛋白、高维生素、低胆固醇、清淡、易消化的半流食或软食,以补充发热引起的机体消耗;有心力衰竭者按心力衰竭患者饮食进行指导。

3.药物治疗护理

长期、大剂量静脉应用抗生素时,应严格遵医嘱用药,以确保维持有效的血液浓度。注意保护静脉,避免多次穿刺增加患者的痛苦,同时用药过程中,注意观察药物疗效及毒性反应。

4.发热的护理

高热患者给予物理降温如冰袋、温水擦浴等,及时记录体温变化。患者出汗多要及时更换衣服,以增加舒适感,鼓励患者多饮水,同时做好口腔护理。

5.正确采集血培养标本

告知患者暂时停用抗生素和反复多次采集血培养的必要性,以取得患者的理解与配合。

(1)对未经治疗的亚急性患者,应在第1天间隔1小时采血1次,共3次;如次日未见细菌生长,重复采血3次后,开始抗生素治疗。

(2)已用抗生素者,停药2～7天后采血。

(3)急性患者应在入院后立即安排采血,在3小时内每隔1小时采血1次,共取3次血标本后,按医嘱开始治疗。

(4)本病的菌血症为持续性,无须在体温升高时采血。

(5)每次采血10～20 mL,同时做需氧和厌氧菌培养。

6.心理护理

关心患者,耐心解释治疗的目的与意义,避免精神紧张,使其积极配合治疗与护理。

7.健康指导

嘱患者平时注意保暖、避免感冒、增强机体抵抗力;避免挤压痤疮等感染病灶,减少病原体入侵的机会;教会患者自我监测病情变化,如有异常及时就医。

第三节　反流性食管炎

反流性食管炎(reflux esophagitis,RE),是指胃、十二指肠内容物反流入食管所引起的食管黏膜炎症、糜烂、溃疡和纤维化等病变,甚至引起咽喉、气道等食管以外的组织损害。其发病男性多于女性,男女比例为(2～3)：1,发病率为1.92%。随着年龄的增长,食管下段括约肌收缩力的下降,胃、十二指肠内容物自发性反流,而使老年人反流性食管炎的发病率有所增加。

一、病因与发病机制

(一)抗反流屏障削弱

食管下括约肌是指食管末端3～4 cm长的环形肌束。正常人静息时压力为1.3～4.0 kPa(10～30 mmHg),为一高压带,防止胃内容物反流入食管。由于年龄的增长,机体老化导致食管下括约肌的收缩力下降引起食物反流。一过性食管下括约肌松弛也是反流性食管炎的主要发病机制。

(二)食管清除作用减弱

正常情况下,一旦发生食物的反流,大部分反流物通过1～2次食管自发和继发性的蠕动性收缩将食管内容物排入胃内,即容量清除,剩余的部分则由唾液缓慢地中和。老年人食管蠕动缓慢和唾液产生减少,影响了食管的清除作用。

(三)食管黏膜屏障作用下降

反流物进入食管后,可以凭借食管上皮表面黏液、不移动水层和表面HCO_3^-、复层鳞状上皮等构成上皮屏障,以及黏膜下丰富的血液供应构成的后上皮屏障,发挥其抗反流物对食管黏膜损伤的作用。随着机体老化,食管黏膜逐渐萎缩,黏膜屏障作用下降。

二、护理评估

(一)健康史

询问患者的饮食结构及习惯、有无长期服用药物史。

(二)身体评估

1.反流症状

反酸、反食、反胃(指胃内容物在无恶心和不用力的情况下涌入口腔)、嗳气

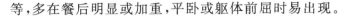

等,多在餐后明显或加重,平卧或躯体前屈时易出现。

2.反流物引起的刺激症状

胸骨后或剑突下烧灼感、胸痛、吞咽困难等。常由胸骨下段向上伸延,常在餐后 1 小时出现,平卧、弯腰或腹压增高时可加重。反流物刺激食管痉挛导致胸痛,常发生在胸骨后或剑突下。严重时可为剧烈刺痛,可放射到后背、胸部、肩部、颈部、耳后,有的酷似心绞痛的特点。

3.其他症状

咽部不适,有异物感、棉团感或堵塞感,可能与酸反流引起食管上段括约肌压力升高有关。

4.并发症

(1)上消化道出血:因食管黏膜炎症、糜烂及溃疡可以导致上消化道出血。

(2)食管狭窄:食管炎反复发作致使纤维组织增生,最终导致瘢痕性狭窄。

(3)巴雷特食管:在食管黏膜的修复过程中,食管-贲门交界处 2 cm 以上的食管鳞状上皮被特殊的柱状上皮取代,称之为巴雷特食管。巴雷特食管发生溃疡时,又称巴雷特溃疡。巴雷特食管是食管癌的主要癌前病变,其腺癌的发生率较正常人高 30～50 倍。

(三)辅助检查

1.内镜检查

内镜检查是反流性食管炎最准确、最可靠的诊断方法,能判断其严重程度和有无并发症,结合活检可与其他疾病相鉴别。

2.24 小时食管 pH 监测

应用便携式 pH 记录仪在生理状态下对患者进行 24 小时食管 pH 连续监测,可提供食管是否存在过度酸反流的客观依据。在进行该项检查前 3 天,应停用抑酸药与促胃肠动力的药物。

3.食管吞钡 X 线检查

对不愿意接受或不能耐受内镜检查者行该检查。严重患者可发现阳性 X 线征。

(四)心理社会状况

反流性食管炎长期持续存在,病情反复、病程迁延,因此患者会出现食欲减退,体重下降,导致患者心情烦躁、焦虑;合并消化道出血时会使患者紧张、恐惧。应注意评估患者的情绪状态及对本病的认知程度。

三、常见护理诊断及问题

(一)疼痛:胸痛

胸痛与胃食管黏膜炎性病变有关。

(二)营养失调:低于机体需要量

营养低于机体需要量与害怕进食、消化吸收不良等有关。

(三)有体液不足的危险

体液不足的危险与合并消化道出血引起活动性体液丢失、呕吐及液体摄入量不足有关。

(四)焦虑

焦虑与病情反复、病程迁延有关。

(五)知识缺乏

缺乏对反流性食管炎病因和预防知识的了解。

四、诊断要点与治疗原则

(一)诊断要点

临床上有明显的反流症状;内镜下有反流性食管炎的表现,食管过度酸反流的客观依据即可做出诊断。

(二)治疗原则

以药物治疗为主,对药物治疗无效或发生并发症者可做手术治疗。

1.药物治疗

目前多主张采用递减法,即开始使用质子泵抑制剂加促胃肠动力药,迅速控制症状,待症状控制后再减量维持。

(1)促胃肠动力药:目前主要常用的药物是西沙必利。常用量为每次 5～15 mg,每天 3～4 次,疗程8～12周。

(2)抑酸药:①H_2受体拮抗剂:西咪替丁 400 mg、雷尼替丁150 mg、法莫替丁20 mg,每天2次,疗程 8～12 周;②质子泵抑制剂:奥美拉唑20 mg、兰索拉唑30 mg、泮托拉唑 40 mg、雷贝拉唑 10 mg 和埃索美拉唑 20 mg,一日 1 次,疗程4～8周;③抗酸药:仅用于症状轻、间歇发作的患者作为临时缓解症状用。反流性食管炎有并发症或停药后很快复发者,需要长期维持治疗。H_2受体拮抗剂、西沙必利、质子泵抑制剂均可用于维持治疗,其中以质子泵抑制剂效果最好。维

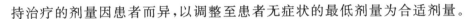

持治疗的剂量因患者而异,以调整至患者无症状的最低剂量为合适剂量。

2.手术治疗

手术为不同术式的胃底折叠术。手术指征:①严格内科治疗无效;②虽经内科治疗有效,但患者不能忍受长期服药;③经反复扩张治疗后仍反复发作的食管狭窄;④确证由反流性食管炎引起的严重呼吸道疾病。

3.并发症的治疗

(1)食管狭窄:大部分狭窄可行内镜下食管扩张术治疗。扩张后予以长程质子泵抑制剂维持治疗可防止狭窄复发。少数严重瘢痕性狭窄需行手术切除。

(2)巴雷特食管:药物治疗是预防巴雷特食管发生和发展的重要措施,必须使用质子泵抑制剂治疗及长期维持。

五、护理措施

(一)一般护理

为减少平卧时及夜间反流可将床头抬高15~20 cm。避免睡前2小时内进食,白天进餐后亦不宜立即卧床。应避免食用使食管下括约肌压力降低的食物和药物,如高脂肪食物、巧克力、咖啡、浓茶及硝酸甘油、钙拮抗剂等。应戒烟及禁酒。减少一切会使腹压增高的因素,如肥胖、便秘、紧束腰带等。

(二)用药护理

遵医嘱给予药物治疗,注意观察药物的疗效及不良反应。

1.H_2受体拮抗剂

药物应在餐中或餐后即刻服用,若需同时服用抗酸药,则两药应间隔1小时以上。若静脉给药应注意控制速度,过快可引起低血压和心律失常。西咪替丁对雄性激素受体有亲和力,可导致男性乳腺发育、阳痿以及性功能紊乱,应做好解释工作。该药物主要通过肾排泄,用药期间应监测肾功能。

2.质子泵抑制剂

奥美拉唑可引起头晕,应嘱患者用药期间避免开车或做其他必须高度集中注意力的工作。兰索拉唑的不良反应包括荨麻疹、皮疹、瘙痒、头痛、口苦、肝功能异常等,轻度不良反应不影响继续用药,较严重时应及时停药。泮托拉唑的不良反应较少,偶可引起头痛和腹泻。

3.抗酸药

该药在饭后1小时和睡前服用。服用片剂时应嚼服,乳剂给药前应充分摇匀。

抗酸剂应避免与奶制品、酸性饮料及食物同时服用。

(三)饮食护理

(1)指导患者有规律地定时进餐,饮食不宜过饱,选择营养丰富、易消化的食物。避免摄入过咸、过甜、过辣的刺激性食物。

(2)制订饮食计划:与患者共同制订饮食计划,指导患者及家属改进烹饪技巧,增加食物的色、香、味,刺激患者食欲。

(3)观察并记录患者每天进餐次数、量、种类,以了解其营养的摄入情况。

六、健康指导

(一)疾病知识的指导

向患者及家属介绍本病的有关病因,避免诱发因素。保持良好的心理状态,平时生活要有规律,合理安排工作和休息时间,注意劳逸结合,积极配合治疗。

(二)饮食指导

指导患者加强饮食卫生和饮食营养,养成有规律的饮食习惯;避免过冷、过热、辛辣等刺激性食物及浓茶、咖啡等饮料;嗜酒者应戒酒。

(三)用药指导

根据病因及病情进行指导,嘱患者长期维持治疗,介绍药物的不良反应,如有异常及时复诊。

第四节　甲状腺功能亢进症

护理工作是临床工作的重要组成部分,治疗计划必须依靠周密的护理来落实。甲状腺功能亢进症是一组常见的内分泌疾病,临床主要表现高代谢综合征,神经、心血管系统等功能异常,甲状腺肿大等,对患者的全身影响较大。对这些患者,护理人员要根据病情变化给予适当护理,创造各种有利的康复条件;尤其是手术前后的观察与护理是否仔细、合理、周到、及时,直接关系到手术的成败和患者的生命。因此,每一位护理工作者都必须具有高度的责任感,十分重视并切实做好护理工作,促使患者早日康复。

一、内科治疗的护理

(一)心理护理

甲亢患者往往有神经过敏、焦虑、多疑、易怒等表现,因此,医护人员应关心、体贴与谅解患者,语言温和,给予精神安慰,耐心解释病情,说明病情与精神因素的关系,避免各种不良刺激,使患者解除思想顾虑,保持情绪稳定,树立战胜疾病的信心,并协助医师指导患者密切配合治疗方案的实施和护理工作正常开展。

(二)充分休息

病情重、心功能不全或合并严重感染的患者,要严格卧床休息,保持环境安静、清洁、空气流通,室温以 20 ℃ 左右为最佳,无强光,避免不良环境刺激;有条件时,安排患者住安静的单间或小房间。病情轻的患者可下床活动,以不感到疲劳为度;对精神过度紧张或失眠严重者可口服安眠药。

(三)饮食护理

由于患者代谢率高,能量消耗较大,易饿且食欲亢进,故应供应足够的热量,丰富的维生素和蛋白质,餐次可以根据患者病情需要适当调整并多给饮料。对血容量不足者,每天补充水分 3 000 mL 以上,以弥补因出汗多而丢失的水分。但应禁饮浓茶或咖啡之类的刺激性饮料,以免患者过于兴奋。患者腹泻时应给含纤维素少且容易消化的软食。

(四)加强生活护理

甲亢患者多汗、易受凉感冒,需要给患者温水洗澡或擦身,勤更换内衣及床单、被套,保持衣服、床铺清洁干燥,使患者舒适。保持皮肤卫生,促进皮肤代谢。

(五)病情观察

患者入院时应测体重(甲亢患者的主要特征是食欲亢进而渐消瘦),以后每周应测量体重 1 次,以观察其变化,每天测脉率、体温 4 次,以提供治疗是否有效及病情有无好转的参考依据。

(六)抗甲状腺药物治疗的护理

护理人员应按时发药,并协助患者服下,同时告诉患者坚持服药的重要性,使患者主动配合。此类药物的主要不良反应是粒细胞减少(常有咽痛、发热、乏力、关节酸痛等表现)与药疹(表现为瘙痒、荨麻疹和非常少见的血清病),因此在服药期间应注意观察其不良反应。为加强监测,应将上述症状告诉患者,一旦出现,马上与医师联系及时处理,并进行保护性隔离,房间内要定时进行紫外线照射,严格执行隔离制度,避免交叉感染。

此外,还需观察患者服药后有无怕冷、乏力、浮肿、嗜睡、体重增加过快等甲状腺功能减退等的表现,如有上述症状及时报告医师,以提供减少药量的依据。

(七)特殊检查的护理

1.摄取^{131}I率测定

嘱患者禁服含碘的药物或食物1个月以上,如含碘中药、海产品、碘剂、溴剂,甲状腺制剂和硫脲类药物也要停服1个月以上;如用含碘造影剂至少要间隔3个月以后才能进行此项检查,否则会影响测定结果。妊娠、哺乳期不宜做此检查。检查日清晨空腹。

2.T_3抑制试验

除了摄取碘率的要求外,对老年人或冠心病者,不宜做此试验。在进行此项试验期间,口服甲状腺制剂,要密切观察药物反应,如有心率明显增快或明显高代谢状态等不良反应时,及时报告医师停止试验,以防意外。

3.促甲状腺激素释放激素兴奋试验

进行此项试验时,抽取促甲状腺激素释放激素试剂,剂量要准确,推注过程中要严密观察恶心、呕吐、心悸、心率增快等不良反应。一旦发生,及时与医师联系进行处理。

(八)症状护理

1.甲状腺危象

发现甲状腺危象时,应速告医师,积极配合抢救。

(1)安排患者住单人房间,保持安静,温度凉爽、相对湿度适宜,夏天可用冰块、电扇或空调使室温下降,保证通风良好,注意房间卫生,使患者有一个舒适的环境,避免各种因素刺激及精神紧张。

(2)嘱患者绝对卧床,做好心理和生活护理,鼓励患者多饮水,进高热量、高蛋白、高维生素饮食。

(3)保证静脉输液通道畅通,抢救药品及时,输入适量液体及维生素,如静脉滴注复方碘溶液,应使用黑纸将输液瓶、输液管全部包上,避免光照,同时注意变态反应,根据病情及时调整滴速,注意不要使液体渗出血管外,以免造成组织损伤,因碘溶液对血管刺激性大,温度过高或滴速过快都会引起静脉炎,故需密切观察预防静脉炎的发生。年纪大有心脏病的患者应注意输液速度不要太快,避免加重心脏负担,必要时给予吸氧以减轻组织缺氧。

(4)治疗、护理时间尽量安排集中,控制探视人员,以保证患者安静休息。

(5)患者如有发热,则按高热护理,常规用退热药物、冬眠药物、物理降温等综合方法,尽量保持患者体温在37℃左右。腹泻严重患者应注意肛周护理,便后清洁肛门,预防肛周感染。

(6)对有精神症状或昏迷患者,除按昏迷患者常规护理外,要注意患者的安全,必要时加床档,防止坠床。术后患者引流管保持通畅,要固定可靠,不可因翻身等活动而滑落。

(7)准确记录出入量及护理记录,密切观察神志及生命体征,并及时与医师联系,配合抢救。

2.浸润性突眼

患者由于高度突眼,不能闭合,结膜和角膜经常暴露,睡眠时易受外界刺激,引起充血、水肿,继而感染,故应加强对眼睛的保护。患者白天戴墨镜,以防灰尘刺激,应用抗生素眼膏,防止角膜干燥;睡眠前涂眼药膏,并用清洁纱布覆盖;睡眠时取垫高头部卧位,以减轻眼部肿胀;限制食盐及入水量,必要时可用适量利尿剂。应用糖皮质激素及其他免疫抑制剂的过程中,必须严密观察各种药物的不良反应,加定期检测外周血象、血压等变化,经常与医师联系,以便出现不良反应时可及时治疗。

3.心悸、心律失常

测脉搏时应注意脉率和节律,发现异常及时告知医师。

(九)出院指导

(1)帮助患者了解发生甲亢或使甲亢加重的有关因素,避免精神刺激和过度疲劳,保持身心愉快和健康。

(2)树立战胜疾病的信心,坚持在医师指导下服药,不能随意停药;出院后定期门诊就医,需要遵照医师的嘱咐调整药物剂量,并定时检查血象,防止白细胞减少等不良反应。

(3)注意进高蛋白、高热量饮食,保证每天饮水量足够,以防出汗过多丢失水分。不喝浓茶和咖啡等刺激性饮料,尽可能不吃含碘高的海产品等食物。

二、^{131}I治疗的护理

甲亢^{131}I治疗的护理包括治疗前护理、治疗中护理、治疗后护理。

(一)治疗前护理

(1)治疗前4周应告知患者禁用影响甲状腺摄取^{131}I功能的物质,以便较多的^{131}I进入甲状腺组织,发挥其放射作用。这些食物、药物如下。

含碘食物:海带、紫菜、海鱼、海蟹、海米等。

含碘药物:卢戈液、碘化钾、非油剂X线造影剂、外用碘酒、油剂X线造影剂等。

含溴药物:水合氯醛、健脑合剂、三溴片、溴丙胺太林、过氯酸钾等。

含碘中药:海藻、昆布等。

(2)严重甲亢和甲亢性心脏病患者,应在服^{131}I前先用抗甲状腺药物控制症状,然后停药3~5天,再给^{131}I治疗。

(3)服药前应向患者解释^{131}I治疗甲亢的原理及有关注意事项,以消除患者对放射性治疗的恐惧心理,积极配合治疗。^{131}I治疗后释放的β射线射程仅数毫米(0.5~2 mm),半衰期短(半衰期为8.04天,在甲状腺内有效半衰期平均为3.5~4.5天);同时甲状腺具有高度选择性摄取^{131}I的能力,对周围组织一般无影响(一般年龄大敏感性较差,年龄小敏感性较高),因此治疗是十分安全的。必须要求患者密切配合,按时按量服用。

(4)甲状腺癌患者治疗时应住在有放射防护的病室。

(5)治疗前应做有关的检查,如甲状腺摄^{131}I率、有效半衰期、甲状腺扫描、血常规、尿常规、胸透、心电图及基础代谢率测定等。

(6)口服药物前应事先了解患者有无药物过敏史,如有过敏史,应做好处理变态反应的准备。

(二)治疗中的护理

^{131}I治疗中的药物反应、不良反应的观察与处理是护理工作的重点。

1.全身反应

^{131}I治疗后,患者常见的是消化系统反应,在服药后当天或数天后出现,如厌食、恶心、呕吐等。此外,尚有周身乏力、头晕、皮肤瘙痒、皮疹等,少数患者诉有甲状腺部位疼痛。以上反应常与个体敏感性有关,经对症处理及休息后均能消失。

2.局部反应

局部反应主要是应用^{131}I后引起的甲状腺水肿及放射性甲状腺炎所致。患者有甲状腺部位发痒、有压迫感、喉痛、颈部不适等,常持续数天或数周。症状明显者可给予对症处理,一般均会自愈,不需特殊处理。

3.白细胞减少

多数病例服^{131}I后白细胞变化不大,个别病例使用较大剂量后,可产生暂时性白细胞减少,但大多数能恢复正常。

4.甲亢症状加剧

多发生于^{131}I治疗后的最初两周内。甲亢症状较治疗前明显,如心悸、出汗、头昏、手抖、腹泻及消瘦等。凡甲亢症状严重的患者,最好先以抗甲状腺药物进行预备治疗,控制症状后,再行^{131}I治疗,这样可减少^{131}I治疗后出现甲亢症状加重的现象。如果病情严重,事先未以抗甲状腺药物进行预备治疗,少数患者用^{131}I治疗后甚至可出现甲状腺危象,但多有诱因,如感染等,严重者可危及生命,故应提高警惕。为了防止甲状腺危象的发生,甲亢症状明显者,宜采用分次给药法。分次给药时,如第一个剂量服用后发生不良反应,则应暂停给第二个剂量,并需立即进行适当处理,观察一个阶段,待不良反应改善后,再给第二个剂量。

患者发生甲状腺危象后表现为:精神烦躁不安、心跳加快、心房纤颤、脉压增高、出汗、高热、浮肿等。一旦发生甲状腺危象应立即通知医师并马上抢救,可注射或服用大量碘剂,服用足量的抗甲状腺药物,同时采用降温、人工冬眠、镇静、抗生素、激素、输液等方法。如伴有心率过快或心房纤颤应给予洋地黄、普萘洛尔等药物以控制心动过速和心律不齐。

(三)治疗后的护理

(1)服^{131}I两小时后方可进食,以免影响^{131}I的吸收。

(2)治疗后需禁用含碘食物及药物,以免影响^{131}I的吸收而影响治疗效果。

(3)患者服^{131}I后,应根据其病情休息一段时间,避免剧烈活动。

(4)治疗甲亢时,应收集服^{131}I后开始1～2天的小便,并用水稀释至允许剂量(^{131}I在露天水源中的限制浓度为22.2 MBq/L)后,再排入下水道内或在专门的厕所内处理。

治疗甲状腺癌时,因用量较大,在服治疗量的^{131}I后,患者应予隔离,在规定范围内活动。服药后一周内的小便应按上述方法处理。

(5)注意甲状腺功能减退的发生:^{131}I治疗后少数患者(约12%)可发生甲状腺功能减退的并发症;多在2～6个月内发生,有的可在数年后发生。多数患者甲状腺功能减退症状较轻,一般经6～9个月即可自行缓解(这是由于暂时受射线抑制的甲状腺细胞有所恢复或残留的甲状腺组织代偿增生所致);但少数

($2\%\sim5\%$)患者可发生永久性甲状腺功能减退。

甲状腺功能减退发生的主要原因,一是由于^{131}I的用药剂量过大,破坏甲状腺组织过多,造成甲状腺功能不足;另一原因是个体敏感性问题,一般认为病程短、未经抗甲状腺药物治疗、甲状腺不大、手术后复发的甲亢患者对^{131}I较敏感,治疗剂量应偏低。

发生甲状腺功能减退后,应根据病情程度,采用甲状腺片做替代治疗,用量可为每次$30\sim60$ mg,每天$2\sim3$次;亦可采用L-三碘甲状腺原氨酸(L-T_3),每次20 mg,每天$2\sim4$次;此外,可根据中医辨证论治给予金匮肾气丸、右归丸等。中药治疗能帮助减轻患者症状。

(6)对生育及遗传的影响:国内外的几十年临床实践证明,甲亢患者,经^{131}I治疗后生育力不受影响,生育的子女都是健康的,先天性畸形、早产儿、死胎的发生率未见增加。

(7)如误服过量的^{131}I后,应立即进行处理。尽量减少^{131}I对人体的辐射剂量,避免远期效应的发生。

紧急处理要求:①立即阻断^{131}I进入甲状腺。②加速血液内的^{131}I自肾排出。③使已进入甲状腺的有机^{131}I化合物分泌至血液后,分解下的^{131}I不再被甲状腺重吸收。

处理方法:①口服过氯酸钾$200\sim300$ mg,每天3次;口服碘化钾40 mg,每天1次,以阻断^{131}I进入甲状腺。②口服氢氯噻嗪,开始两天每天2次,每次50 mg;亦可用其他利尿措施以加速^{131}I自尿液排出。③口服氯化钾每天$3\sim4$次,每次1 g,以补充钾盐。④口服甲巯咪唑,每天3次,每次20 mg,以阻断^{131}I在甲状腺内有机化。如服^{131}I量较大,应收集尿液进行放射性测定,以观察排出量占误服量的百分数。

总之,误服^{131}I后应争分夺秒,及时处理。处理时间越早,尿内放射性排出量就越多。若时间延误,由于^{131}I被甲状腺摄取后,结合成有机^{131}I,其排出率会随之减少。误服后应在数小时内抓紧处理,如发现较迟或因故不能及时处理时(此时体内^{131}I已大部分为甲状腺摄取),应设法促使甲状腺内有机化的^{131}I排出,方能减低辐射剂量。

三、手术前后的护理

(一)术前护理

1.一般准备

术前除做全面体检及必要化验(如血、尿、粪三大常规,出、凝血时间,血型)

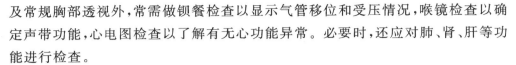

及常规胸部透视外,常需做钡餐检查以显示气管移位和受压情况,喉镜检查以确定声带功能,心电图检查以了解有无心功能异常。必要时,还应对肺、肾、肝等功能进行检查。

2.测定基础代谢率

基础代谢率是指机体在清醒安静状态,无精神紧张、进食、活动及外界温度影响下的能量消耗率。甲亢患者手术前必须做基础代谢率的测定,以便了解患者甲状腺的功能状态。可根据脉压和脉率计算,或用基础代谢测定器测定。后者较可靠,前者简便易行。常用公式如下。

$$基础代谢率(\%)=脉率+脉压-111$$
$$基础代谢率(\%)=0.75\times(脉率+脉压\times0.74)-72$$

应用上面常用公式计算基础代谢率在半数以上的患者有误差,误差率可达10%;也不适用于心律失常。

基础代谢率正常值为±10%。轻度甲亢为+20%～+30%;中度为+30%～+60%;重度则在+60%以上。基础代谢率增高程度与病情严重程度相平行。测定基础代谢率,能使外科医师及时了解患者的甲状腺功能情况,以便确定手术时间。一般要求基础代谢率在+20%以下方能手术。

测定基础代谢率时要求患者每天早晨醒后静卧,由当班护士测定患者的血压、脉搏,力求精确,最好连续测定3次,取其平均值。然后按以上公式计算,如此连续测定3天。如用仪器测定时,检查的前1天晚上嘱患者安静休息,必要时服安眠药。检查日早晨,用推车将患者送至基础代谢测定室。在此过程中应尽量让患者减少活动。

3.药物准备

甲亢患者伴高代谢情况下进行手术,危险性很大,有可能在术中会发生难以控制的出血和重要组织的损伤,甚至发生甲状腺危象,造成术后死亡,故周密的术前准备,完全控制甲亢症状是保证手术顺利进行和预防并发症的关键。术前准备的方法有多种,基本药物是碘剂,可根据患者具体情况联合其他药物。

(1)抗甲状腺药物加碘剂法:是目前应用最普遍的方法,特点是效果确切,安全性高;缺点是用药时间长。适用于抗甲状腺药物治疗有效并能耐受较长时间用药的甲亢患者。甲亢患者一般先在门诊或内科服用抗甲状腺药物4～8周,症状基本控制后,再入外科治疗,此时应继续服用抗甲状腺药物,同时加用碘剂。碘化物对增生状态中的甲状腺作用:①在最初24～48小时内阻滞碘的有机化环节。②阻滞甲状腺球蛋白内分解,抑制甲状腺激素释放。③使滤泡细胞退化,甲状腺的血流量减少,脆性降低,腺体因而变小变硬,易于手术。服碘期间应严密观察患者有无变态反应,为减少碘剂对口腔黏膜和胃黏膜的刺激,可用冷开水稀释并于饭后服下或滴于吸水固体食物上如饼干等服用。硫氧嘧啶类药物可阻止甲状腺激素的合成,但在服用过程中,能使甲状腺肿大、充血,并有白细胞计数降低或出现药疹等不良反应,应注意观察。

卢戈液的服用方法:卢戈液的配方为碘酊 5 g,碘化钾 10 g,加蒸馏水 100 mL。每滴溶液含无机碘 6 mg,明显高于人体每天所需碘量(0.1～1.2 mg)。通常剂量是以每天 3 次口服,每次 3 滴开始,逐天每次增加 1 滴,直到每次 16 滴为止,然后维持此剂量至手术。而另一种主张每次 5～10 滴,每天 3 次。一般经过 1～2 周联合用药后,患者情绪安定,睡眠好转,体重增加,基础代谢率下降至＋20％以下,脉率稳定在 90 次/分以下;而甲状腺体积缩小,变硬,血管震颤减小。此时为"适当的手术时间",即应施行手术。因为碘剂的抑制作用只是暂时的,如错过这一时机,服用过久或突然停服,可招致大量甲状腺激素进入血循环,使甲亢症状重新出现,甚或加重。因此,在对甲亢患者做术前准备过程中,必须细心观察病情,指导患者正确、准确服用碘剂,严格准确掌握上述"适当的手术时间"。

需要说明,"适当的手术时间"一般是以基础代谢率接近正常与否来决定,但不宜完全以此为标准,应同时参考全身情况,尤其是循环系统情况的改善。脉率的降低、脉压的恢复正常等,常是"适当的手术时间"的重要标志。

据河南医大一附院外科观察,采用每次 5～10 滴,每天 3 次的服碘方法,1 周即有明显缩小甲状腺的效果,因此认为合适的服碘时间为 7～10 天。经多年实践,术前准备的时间明显缩短,但效果与传统用碘方法无区别。进一步验证了逐日增加服碘量的传统方法,人为地增加了麻烦和工作量,不宜再提倡使用。关于术后用碘问题,河南医大一附院外科经过多年的临床实践发现,只要术前甲状腺功能经血清学检查已达正常,术后在 1、3、5 天做血清学监测,血清 FT_3、FT_4 均属正常,服碘病例如此,不服碘病例也如此,认为对于原发性甲亢,只要术前做好充分准备,术后不服碘同样安全。

(2)普萘洛尔加碘剂:普萘洛尔是一种 β-肾上腺受体阻滞剂。由于普萘洛尔能较快地控制甲亢患者心率和其他交感神经兴奋症状,一般用药 48 小时内心率即可明显下降,心悸、出汗、手指震颤等症状亦逐渐好转,所以可以用于快速术前准备的患者以及抗甲状腺药物治疗无效或不能耐受的患者。但是,应用普萘洛尔后,患者血清中甲状腺激素的水平无明显变化,据文献报道其发生甲状腺危象的概率高于常规准备者。因此,目前多数学者不主张单独使用普萘洛尔做原发甲亢的术前准备,仅对某些症状较轻的结节性甲状腺肿合并甲亢或高功能腺瘤的患者单独应用普萘洛尔做术前准备。

对于常规应用抗甲状腺药物不能耐受或作用不显著的病例,或需要在短时间内手术的病例,可采取碘剂联合应用普萘洛尔的准备方法。普萘洛尔的剂量随临床症状及心率而定。一般每次用 10～20 mg,若有必要可增加至每次 20～40 mg,每 6 小时口服一次。以后根据每天上午服药前脉率变化而改变普萘洛尔剂量。脉率超过 90 次/分,可逐渐增加剂量。多数患者术前应用普萘洛尔剂量达每天 240～480 mg 时,情绪安定,睡眠好转,体重增加,基础代谢率下降至＋20％以下,脉率稳定在 90 次/分以下,表明准备就绪,即可手术。近 5 年来,河南医大一附院外科临床仅在术前 1 天应用,将心率控制在以 80 次/分左右,次日清晨将患者送手术室前再服一次普萘洛尔,这样术中较安全。术后若心率在 90 次/分以上者可再按术前剂量服用,至心率稳定在 90 次/分以下,方可停用普萘洛尔。

应用本法前必须注意:①有支气管哮喘、心肌病或有较严重的心传导阻滞者忌用。②用于甲亢时,所需要的剂量较用于其他疾病时大。③不能口服者可给予静脉注射。④手术后数天内,应继续服药,直至代谢恢复正常。⑤麻醉前忌用阿托品。

(3)地塞米松加碘剂及普萘洛尔法:这是河南医大一附院外科近几年来创用的快速术前准备办法,其优点是大大缩短术前准备时间。具体方法:患者一入院即给以碘剂,一般卢戈液每次 5～10 滴,每天 3 次,连续口服 7 天后加地塞米松每天 20 mg 加入 5％～10％葡萄糖注射液 500 mL 内静脉滴注,连用 3 天,术前 1 天心率仍大于 90 次/分者加用普萘洛尔 10～20 mg,6 小时一次,取得了较为满意的效果。

4.术前体位训练

术前 3 天让患者双肩垫高 20～30 cm,仰头平卧 2 小时,每天 1～2 次,利于耐受手术时的特殊体位。

(二)术前一天准备

1.患者身体的卫生准备

术前一天患者需洗澡、理发、更换衣服。然后准备皮肤,其范围:上至下唇,下至乳头平面,两侧至斜方肌前缘。备皮时注意不要把皮肤刮破,并仔细检查该部皮肤有无毛囊炎及小疖肿。皮肤用肥皂和温水擦洗干净。

2.药物过敏试验

术前一天做普鲁卡因、青霉素或其他抗生素过敏试验,并将皮试结果记录入病历,阳性者应立即通知医师。

3.备血

甲状腺手术中可能出血较多,特别是甲亢或较大甲状腺肿,故术前必须鉴定血型,进行交叉配血试验,做好输血准备。

4.饮食准备

术前 6 小时禁食禁饮,避免麻醉时呕吐误吸。

5.充足的睡眠

手术前一夜,要保证患者充足的睡眠,一般睡前给安眠药或镇静剂。

(三)术后护理

1.术后病房的准备

(1)患者进入手术室后要准备好病房床位,将病床铺成麻醉床,更换床单、被套、枕套。

(2)在床旁常规准备气管切开包、清创包、气管套管、吸痰器、氧气、沙袋等物品。

(3)给全麻患者准备"全麻盘"。

(4)甲亢患者最好置于单间或重症监护治疗病房,使患者安静休息,同时便于观察护理。

(5)准备好各种有关急救药品。

2.一般护理

(1)体位:当甲状腺手术后,全麻患者未清醒前取平卧位,头偏向一侧,防止呕吐物误吸。苏醒后改为半卧位。于头颈部两侧各放一小沙袋固定,限制头颈部活动,避免伤口出血,并有利于伤口的引流,减轻伤口疼痛。一般甲状腺手术后沙袋固定 12~24 小时。甲亢手术后用沙袋固定时间可较一般甲状腺手术适当延长。

沙袋大小:长 15 cm,宽 10 cm。经过高压消毒后使用,沙袋外面可用塑料薄膜包裹,以保持清洁。

(2)定时测体温,每 30 分钟测脉率、呼吸、血压一次,直至平稳。

(3)继续服用卢戈液,每天 3 次,每次 15 滴开始,逐天每次减少一滴,至每次 3 滴时止。

(4)密切注意切口渗血、引流管引流、发音和吞咽情况,以及是否出现手足抽

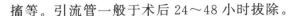

揣等。引流管一般于术后 24～48 小时拔除。

(5)注意饮食:一般术后 1～2 天内遵照医嘱给予流质饮食,以后根据情况调整饮食。患者有喉上神经内支损伤的呛咳时,为避免误吸,不宜给予流质饮食,应改为成形软食或半流质饮食。若发现甲状旁腺有损伤表现时,饮食中要适当限制肉类和蛋。

(6)保持口腔卫生:患者术后常因伤口疼痛不愿吞咽,口腔内分泌物较多,故术后 1～2 天应给含漱液间断含漱,并加强口腔护理。

(7)防止切口污染:为防止术后呕吐物污染切口,可在颈部下方垫一中单、毛巾或布垫。一旦敷料被污染,要及时更换。

(8)甲状腺术后头痛:术后患者常出现枕部头痛,这可能与手术时头部过度后仰有关,一般几天后可自行消失。若出现上述症状,应向患者耐心解释,消除顾虑,必要时对症处理。

3.术后并发症及护理

甲亢术后可能发生许多严重并发症,必须严密观察,以便及早发现并做紧急处理。

(1)术后出血:术后伤口出血多发生在 48 小时内,尤其多发生在 12 小时之内,故在此时间内更应经常巡视,加强观察。若发现伤口引流量较多或敷料渗血较多时,应及时通知医师并更换敷料。除观察伤口有无出血外,还应注意颈部两侧及背后,因为有的患者伤口出血时,虽然敷料上染血不多,但血液沿颈部两侧流向背后,此点不可忽视。对甲亢术后,伤口引流管的护理特别重要。要经常检查颈部负压引流管,防止扭曲、折叠和脱落,并 30～60 分钟挤压一次,保持其通畅;对其引流液的性状、数量要有准确记录。引流管一般放置 24～48 小时,以观察切口内出血情况和及时引流伤口内的渗血渗液。

正常情况下,一般甲状腺大部切除术后引流的血液来自毛细血管渗血,术后 2 小时的流血量不应超过 20 mL,以后每经过 2 小时引流血量依次减半。术后 12～24 小时渗液颜色逐渐变淡;仅有少量血清渗出时,即可拔除引流管。

在术后 24～48 小时,如患者颈部迅速增粗,呼吸不畅,同时可有皮下瘀血,引流管的引流液异常,严重时发生窒息者,多为伤口出血并压迫气管所致。遇此情况应马上通知医师,立即拆除缝线,敞开伤口,清除血肿,结扎出血的血管。必要时需行气管切开术。

(2)呼吸困难及窒息:是甲亢术后最危急的并发症,多发生在术后 48 小时内。其原因为:①切口内出血压迫气管,多为手术时止血不彻底或血管结扎线滑脱所致。②喉头水肿,由于手术创伤或气管插管引起。③气管塌陷,因气管软骨环长期受甲状腺压迫而软化,术后失去周围组织支撑所致。④黏痰堵塞,患者术后不敢咳嗽,黏稠痰液堵塞于气管中。⑤双侧喉返神经损伤,使声带麻痹。⑥伤口敷料包扎过紧、软组织异常肿胀等造成气管受压。上述这些原因可造成呼吸困难,甚至发生窒息,其中以前3种原因常见。因此在护理过程中必须注意以下几点。

应注意发音情况,有无声嘶、失语等。

注意呼吸频率和深浅,呼吸声音有无改变,口唇是否发绀等。

患者自述有胸闷、气憋感时,要检查敷料包扎是否过紧,有无出血及颈部皮下瘀血、软组织肿胀和引流管的引流情况。

为防止发生窒息,须注意下述情况的处理:①术后痰多而又不易咳出者,要针对原因,做好保持呼吸道通畅的护理,警惕痰液堵塞呼吸道。首先鼓励患者将痰咳出;对痰黏稠者应给予超声雾化吸入,使痰液稀释易咳出;对痰液咳出困难者,应立即吸痰或协助患者将痰咳出,必要时做气管插管或气管切开。②全麻术后患者发生喉头水肿的机会较多,术后可给予蒸汽吸入。一旦发生,应遵医嘱给地塞米松吸入或用肾上腺素、麻黄素行喉头喷雾。③当发现颈部软组织肿胀时,及时报告医师。④有气管软化者为防止气管塌陷窒息,术后要特别注意观察呼吸情况。一般在术后4～5小时,若出现吸气性呼吸困难时,应即刻报告医师。必要时立即行气管切开术,再根据情况做进一步处理。⑤术后出血处理(详见上面"术后出血"所述)。

(3)喉上、喉返神经损伤:喉上神经外侧支受损伤,可使声带松弛,音调降低,但不引起误咽;喉上神经内侧支损伤,进食时(尤其是饮水时),由于喉部黏膜感觉失灵,食物容易进入气管而呛咳,要注意防止误吸,应遵照医嘱给予成形软食或半流质饮食。

喉返神经被损伤(切断、钳夹或缝扎等)时多出现声嘶、失声,一般手术中多能立即发觉;如在术后2～3天出现者,多因血肿压迫或瘢痕粘连、牵拉等引起。一侧喉返神经损伤时,手术后有不同程度的声音嘶哑;双侧喉返神经损伤时,大都使患者失声,并可造成严重的呼吸困难,甚至窒息,此时,多需行气管切开术。

护理上述神经损伤患者时,要细致、耐心并认真观察。此类患者一般经过针刺、理疗等治疗后,可自行恢复部分功能或完全恢复功能。

(4)对手足抽搐的护理:手足抽搐与甲状旁腺被误切、挫伤或因血液供应障碍所致甲状旁腺分泌不足有关。症状多在手术后1～4天出现,多数患者症状轻而短暂,只有面部、唇部或手足部的针刺感、麻木感或强直感,经过 2～3 周后,未受损伤的甲状旁腺代偿性增生肥大,起到代偿作用,症状便可消失。重症患者则有面肌及手足的疼痛性痉挛,肘、腕及掌指关节屈曲,指间关节伸直,大拇指内收,呈鸡爪状。每天多次发作,每次持续 10～20 分钟或更长,严重时可发生喉及膈肌痉挛或窒息致死。

一旦发生此并发症,应适当限制肉类、乳制品和蛋类等食品(含磷较高,能影响钙的吸收)的摄入。抽搐发作时,立即静脉注射 10% 的葡萄糖酸钙或 5% 氯化钙 10～20 mL,可解除痉挛。静脉注射钙剂时,速度要慢,每 5 分钟不超过 1～2 mL,以防止心脏停搏的意外发生;切勿将药液漏于皮下,以免发生组织坏死。症状轻者可口服葡萄糖酸钙或乳酸钙 2～4 g,每天 3 次;并可加服维生素 D_2,每天 5～10 万 U,以促进钙在肠道内的吸收。

(5)甲状腺危象的观察和护理:甲状腺危象发病机制尚不十分清楚,目前认为危象的发生是由多种因素综合作用所引起的。①儿茶酚胺受体增多。②应激:如急性疾病、感染、外科手术等应激状态引起儿茶酚胺释放增多。③血清游离 T_3、T_4 的高水平。④肾上腺皮质激素分泌不足:甲亢时肾上腺皮质激素的合成、分泌和分解代谢率加速,久之使其功能减退,对应激反应减弱等有关。甲状腺危象虽不多见,但危险极大,病死率很高。主要原因是术前准备不充分,在甲亢症状尚未得到控制的情况下,由手术刺激而诱发。症状多出现于术后 12～36 小时,尤其是术后 24 小时内发生的机会较多,表现为高热、脉速(每分钟达120 次以上)、烦躁不安,甚至谵妄;有时伴呕吐或腹泻。具体观察要注意以下几点。

术后体温:突然升高至 39℃ 以上,可伴有抽搐、烦躁不安、谵妄等。在排除输液反应而持续高热 4～5 小时不退,多为甲状腺危象体温,也可视为甲状腺危象先兆症状。

术后脉率:应 30～60 分钟测量一次,危象早期可有脉率加快,当脉率超过100 次/分,除考虑其他原因外,还应注意有无危象先兆。

血压的观察:术后应 1～2 小时测一次血压。若发现收缩压较术前增高4.0 kPa(30 mmHg)时,可考虑有危象先兆;当收缩压较术前增高 5.3 kPa(40 mmHg)或达到 18.7 kPa(140 mmHg)以上(术前无高血压病史),脉压在6.7 kPa(50 mmHg)以上时,心率超过120 次/分,应按甲状腺危象处理,并及时通知医师进行抢救。

除上述观察外,还应注意患者是否有恶心、呕吐、腹泻、呼吸困难等症状。

对于甲状腺危象患者的护理,除严密观察体温、脉率、血压、呼吸的变化外,对烦躁不安、谵妄或昏迷的患者要加床档,防止患者坠床;对高热患者可用冰袋,冰盐水灌肠或酒精擦浴等物理降温。及时应用肾上腺皮质激素,镇静剂,氧气吸入,口服复方碘溶液,严重者可给碘化钠1～2 g加入等渗盐水中做静脉滴注。经上述抢救,病情一般于36～72小时开始好转,危象可持续1～14天不等,多在1周左右恢复。

做好术前充分准备,待基础代谢率接近正常、循环系统情况改善后施行手术,以及术后继续给予普萘洛尔、碘剂等,都是预防甲状腺危象的重要措施。

(6)甲状腺功能减退:是最主要的远期并发症,其发生率国内文献报道在15%左右,多因甲状腺组织切除过多所引起,也可由于残留腺体的血液供应不足所致。临床上出现轻重不等的黏液性水肿症状:皮肤和皮下组织水肿,面部尤甚,按压不留凹痕,且较干燥,毛发疏落。患者常感疲乏,性情淡漠,智力较迟钝,动作缓慢,性欲减退;此外,脉率慢、体温低,基础代谢率降低。

对于甲状腺功能减退的患者,要加强心理护理,因基础代谢率低,故应注意保暖,并采用甲状腺激素替代治疗,根据临床表现及实验室检查调整用药量。

(7)甲亢复发:复发率4%～5%,常见于年轻患者,或妊娠和闭经期妇女;多发生于术后2～5年。其原因为残留甲状腺组织过多、术后血中仍有甲状腺刺激免疫球蛋白、饮食中缺碘等。临床表现为手术后重新出现甲亢的症状体征,实验室检查 T_3、T_4 增高,促甲状腺激素降低。甲亢复发再次手术的困难难以估计,易损伤喉返神经和甲状旁腺,因此,除非合并有癌变或有严重的压迫症状者,才考虑手术。对复发甲亢,一般以非手术疗法为主。

(8)术后恶性突眼:原发性甲亢手术后,轻度突眼一般在1年内可逐渐好转或无变化,仅少数患者术后突眼会恶化。表现为流泪、畏光、眼内灼痛;部分眼球肌水肿、肥厚,发生运动障碍乃至引起复视。由于眼睑肿胀,不能盖住角膜,致角膜干燥受损,发生溃疡;又由于视神经受到牵拉,逐渐引起视神经萎缩,甚至造成失明。

在治疗与护理方面,首先是保护眼睛,如戴墨镜,用0.5%醋酸可的松溶液点眼,每晚睡前用抗生素眼膏敷眼,并用胶布闭合眼睑,以避免角膜过度暴露;其次是大量应用泼尼松及甲状腺干制剂。

第五节 肾盂肾炎

肾盂肾炎是由各种病原微生物感染所引起的肾盂、肾盏及肾实质的感染性炎症,是泌尿系感染中最常见的临床类型。肾盂肾炎为上尿路感染,尿道炎和膀胱炎为下尿路感染,而肾盂肾炎常伴有下尿路感染,临床上在感染难以定位时可统称为尿路感染。本病好发于女性,尤多见于育龄期妇女、女婴、老年女性和免疫功能低下者。

一、护理评估

(一)致病因素

1.病因

尿路感染最常见的致病菌是肠道革兰阴性杆菌,其中以大肠埃希菌最常见,占 70% 以上,其次为副大肠埃希菌、变形杆菌、克雷伯菌、产气杆菌、沙雷杆菌、产碱杆菌和葡萄球菌等。致病菌常为一种,极少数为两种以上细菌混合感染。偶可由真菌、病毒和原虫感染引起。

2.易感因素

由于机体具有多种防御尿路病原微生物感染发生的机制,所以,正常情况下细菌进入膀胱不会引起肾盂肾炎的发生。主要易感因素如下。

(1)尿路梗阻和尿流不畅:是最主要的易感因素,以尿路结石最常见。尿路不畅时,尿路中的细菌不能被及时冲刷清除出尿道,在局部生长和繁殖,易引起肾盂肾炎。

(2)解剖因素:女性尿道短、直而宽,尿道口距肛门、阴道较近,易被细菌污染,故易发生上行感染。

(3)尿路器械操作:应用尿道插入性器械时,如留置导尿管和膀胱镜检查、尿道扩张等可损伤尿道黏膜,或使细菌进入膀胱和上尿路而致感染。

(4)机体抵抗力低下:糖尿病、重症肝病、癌症晚期、艾滋病、长期应用激素和免疫抑制药等均易发生尿路感染。

3.感染途径

(1)上行感染:为最常见的感染途径,病原菌多为大肠埃希菌,以女性多见。细菌由尿道外口经膀胱、输尿管逆流上行到肾盂,引起肾盂炎症,再经肾盏、肾乳头至肾实质。

(2)血行感染:致病菌多为金黄色葡萄球菌。病原菌从体内感染灶如扁桃体炎、鼻窦炎、龋齿或皮肤化脓性感染等侵入血流,到达肾皮质引起多发性小脓肿,再沿肾小管向下扩散至肾乳头、肾盂及肾盏,引起肾盂肾炎。

(3)淋巴道感染:病原菌从邻近器官的病灶经淋巴管感染。

(4)直接感染:外伤或肾、尿路附近的器官与组织感染,细菌直接蔓延至肾引起肾盂肾炎。

(二)身体状况

按病程和病理变化可将肾盂肾炎分为急性和慢性两型。

1.急性肾盂肾炎

(1)起病急剧:病程不超过半年。

(2)全身表现:常有寒战、高热,体温升高达 38.5～40 ℃,常伴有全身不适、头痛、乏力、食欲缺乏、恶心呕吐等全身毒血症症状。

(3)泌尿系统表现:可有腰痛、肾区不适和尿路刺激征,上输尿管点或肋腰点压痛,肾区叩击痛。重者尿外观浑浊,呈脓尿、血尿。

2.慢性肾盂肾炎

急性肾盂肾炎反复发作,迁延不愈,病程超过半年即转为慢性肾盂肾炎。慢性肾盂肾炎症状一般较轻,或仅有低热、倦怠,无尿路感染症状,但多次尿细菌培养均呈阳性,称"无症状菌尿"。急性发作时与急性肾盂肾炎症状相似,如不及时治疗可导致肾功能减退,最终可发展为肾衰竭。

3.并发症

并发症常见有慢性肾衰竭、肾盂积水、肾盂积脓、肾周围脓肿等。

(三)心理社会状况

由于起病急,症状明显,女性患者羞于检查,或反复发作迁延不愈,患者易产生焦虑、紧张和悲观情绪。

(四)实验室及其他检查

1.尿常规

尿液外观浑浊;急性期尿沉渣镜检可见大量白细胞和脓细胞,如出现白细胞管型,对肾盂肾炎有诊断价值;少数患者有肉眼血尿。

2.血常规

急性期白细胞总数及中性粒细胞增高。

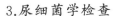

3.尿细菌学检查

尿细菌学检查是诊断肾盂肾炎的主要依据。新鲜清洁中段尿细菌培养,菌落计数不低于 10^5/mL 为阳性,菌落计数低于 10^4/mL 为污染,如介于两者之间可疑为阳性,需复查或结合病情判断。

4.肾功能检查

急性肾盂肾炎肾功能多无改变,慢性肾盂肾炎可有夜尿增多、尿比重低而固定,晚期可出现氮质血症。

5.X 线检查

X 线腹部平片及肾盂造影可了解肾的大小、形态,肾盂肾盏变化以及尿路有无结石、梗阻、畸形等情况。

6.超声检查

超声检查可准确判断肾大小、形态以及有无结石、囊肿、肾盂积水等。

二、护理诊断及医护合作性问题

(1)体温过高:与细菌感染有关。

(2)排尿异常:与尿路感染所致的尿路刺激征有关。

(3)焦虑:与症状明显或病情反复发作有关。

(4)潜在并发症:有慢性肾衰竭、肾盂积水、肾盂积脓和肾周围脓肿。

三、治疗及护理措施

(一)治疗要点

1.一般治疗

急性期全身症状明显者应卧床休息,饮食应富有热量和维生素并易于消化,高热脱水时应静脉补液,鼓励患者多饮水、勤排尿,促使细菌及炎性渗出物迅速排出。

2.抗菌药物治疗

原则上应根据致病菌和药敏试验结果选用抗菌药,但由于大多数病例为革兰阴性杆菌感染,急性型患者常不等尿培养结果,即首选对此类细菌有效,而且在尿中浓度高的药物治疗。

(1)常用药物。①喹诺酮类:如环丙沙星、氧氟沙星,为目前治疗尿路感染的常用药物,病情轻者,可口服用药;较严重者宜静脉滴注,环丙沙星 0.25 g,或氧氟沙星 0.2 g,每 12 小时 1 次。②氨基糖苷类:庆大霉素肌内注射或静脉滴注。③头孢菌素类:头孢唑啉肌内或静脉注射。④磺胺类:复方磺胺甲基异噁唑(复方新诺明)口服。

(2)疗效与疗程:若药物选择得当,用药 24 小时后症状即可好转,如经 48 小时仍无效,应考虑更换药物。抗菌药用至症状消失,尿常规转阴和尿培养连续 3 次阴性后 3～5 天为止。急性肾盂肾炎一般疗程为10～14 天,疗程结束后每周复查尿常规和尿细菌培养 1 次,共 2～3 周,若均为阴性,可视为临床治愈。慢性肾盂肾炎疗程应适当延长,选用敏感药物联合治疗,疗程 2～4 周;或轮换用药,每组使用 5～7 天,疗程结束后查尿细菌,如连续 2 周(每周 2 次)尿细菌检查阴性,6 周后再复查 1 次仍为阴性,则为临床治愈。

(二)护理措施

1.病情观察

观察生命体征,尤其是体温变化;观察尿路刺激征及伴随症状的变化,有无并发症等。

2.生活护理

(1)休息:为患者提供安静、舒适的环境,增加休息和睡眠时间。高热患者应卧床休息,体温超过 39 ℃时需行冰敷、乙醇擦浴等措施进行物理降温。

(2)饮食护理:给予高蛋白、丰富维生素和易消化的清淡饮食,鼓励患者多饮水,每天饮水量不少于 2 000 mL。

3.药物治疗的护理

(1)遵医嘱用药,轻症者尽可能单一用药,口服有效抗生素 2 周;严重感染宜联合用药,采用肌内注射或静脉给药;已有肾功能不全者,则避免应用肾毒性抗生素。

(2)观察药物疗效,协助医师判断停药指征。

(3)注意药物的不良反应,诺氟沙星、环丙沙星可引起轻微消化道反应、皮肤瘙痒等;氨基糖苷类药物对肾脏和听神经有毒性作用,可引起耳鸣、听力下降,甚至耳聋;磺胺类药物服药期间要多饮水和服用碳酸氢钠以碱化尿液,增强疗效和减少磺胺结晶的形成。

4.尿细菌学检查的标本采集

(1)宜在使用抗生素前或停药 5 天后留取尿标本。

(2)留取清洁中段尿标本前用肥皂水清洗外阴部,不宜用消毒剂,指导患者留取尿标本于无菌容器内,于 1 小时内送检。

(3)最好取清晨第 1 次(尿液在膀胱内停留 6～8 小时或以上)的清洁、新鲜中段尿送检,以提高阳性率。

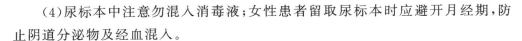

（4）尿标本中注意勿混入消毒液；女性患者留取尿标本时应避开月经期，防止阴道分泌物及经血混入。

5.心理护理

向患者说明紧张情绪不利于尿路刺激征的缓解，指导患者放松身心，消除紧张情绪及恐惧心理，树立战胜疾病的信心，共同制订护理计划，积极配合治疗。

6.健康教育

（1）向患者及家属讲解肾盂肾炎发病和加重的相关因素，积极治疗和消除易感因素。尽量避免导尿及尿道器械检查，如果必须进行，应严格无菌操作，术后应用抗菌药以防泌尿系感染。

（2）指导患者保持良好的生活习惯，合理饮食，多饮水，勤排尿，尽量不留残尿；保持外阴清洁，女性患者忌盆浴，注意月经期、妊娠期、产褥期卫生。

（3）加强身体锻炼，提高机体抵抗力。

（4）育龄妇女患者，急性期治愈后1年内应避免妊娠。与性生活有关的反复发作患者，应于性生活后立即排尿和行高锰酸钾坐浴。

（5）告知患者遵医嘱坚持按疗程应用抗菌药物是最重要的治疗措施，嘱患者不可随意增减药量或停药，以达到彻底治愈的目的，避免因治疗不彻底而演变为慢性肾盂肾炎。慢性肾盂肾炎应按医嘱用药，定期检查尿液，出现症状立即就医。

第六节　白细胞减少和粒细胞缺乏症

一、定义

白细胞减少（leukopenia）指外周血白细胞绝对计数持续低于$4.0×10^9/L$。外周血中性粒细胞绝对计数，在成人低于$2.0×10^9/L$时，在儿童≥10岁低于$1.8×10^9/L$或<10岁低于$1.5×10^9/L$时，称为中性粒细胞减少；严重者低于$0.5×10^9/L$时，称为粒细胞缺乏症。

二、临床表现

根据中性粒细胞减少的程度可分为轻度≥$1.0×10^9/L$、中度（0.5～1.0）×

$10^9/L$ 和重度 $<0.5\times10^9/L$,重度减少者即为粒细胞缺乏症。轻度减少的患者临床上不出现特殊症状,多表现为原发病症状。中度和重度减少者易发生感染和出现疲乏、无力、头晕、食欲缺乏等非特异性症状。常见的感染部位是呼吸道、消化道及泌尿生殖道。可出现高热、黏膜坏死性溃疡及严重的败血症、脓毒血症或感染性休克。粒细胞严重缺乏时,感染部位不能形成有效的炎症反应,常无脓液,X 线检查可无炎症浸润阴影;脓肿穿刺可无脓液。

三、诊断

(一)临床表现

白细胞减少症多数患者发病缓慢,症状轻微,通常无特殊体征。粒细胞缺乏症为内科急症,起病急,先有乏力、头痛、咽痛等前驱症状,随后很快出现寒战、高热、咽喉充血水肿,甚至组织坏死。阴道、直肠及肛门等处黏膜可发生坏死性溃疡。颈部淋巴结常肿大有触痛,病情继续恶化可出现败血症、神志昏迷等。

(二)实验室检查

(1)根据血常规检查的结果即可做出白细胞减少、中性粒细胞减少或粒细胞缺乏症的诊断。为排除检查方法上的误差,必要时要反复检查。要仔细鉴别白细胞减少和中性粒细胞减少的病因。

(2)骨髓检查,无特殊发现者要考虑感染引起的反应性白细胞减少。

(3)肾上腺素试验,阳性者提示有粒细胞分布异常的假性粒细胞减少的可能。

有家族史怀疑周期性中性粒细胞减少者,成人应每周检查血象 2 次,连续6～9 周;儿童每周检查血象 1 次,连续 4 周。以明确中性粒细胞减少发生速度、持续时间和周期性。有药物、毒物或放射线的接触史或放化疗史者应考虑相关疾病诊断。有类风湿性关节炎及其他结缔组织疾病史,存在抗白细胞自身抗体者,可能是自身免疫性疾病在血液系统的临床表现。伴脾大,骨髓粒系增生。

四、治疗

(1)病因治疗:对可疑的药物或其他致病因素,应立即停止接触。继发性减少者应积极治疗原发病,急性白血病、自身免疫性疾病、感染等经过治疗病情缓解或控制后,粒细胞可以恢复正常。脾功能亢进者可考虑脾切除。

(2)防治感染:轻度减少者不需特别的预防措施。中度减少者感染率增加,应减少出入公共场所,并注意保持皮肤和口腔卫生,去除慢性感染病灶。粒细胞缺乏者应急诊收入院治疗,采取无菌隔离措施,防止交叉感染。感染者应行血、尿、痰及感染病灶分泌物的细菌培养和药敏试验及影像学检查,以明确感染类型和部位。在致病菌尚未明确之前,可经验性应用覆盖革兰阴性菌和革兰阳性菌的广谱抗生素治疗,待病原和药敏结果出来后再调整用药。若3~5天无效,可加用抗真菌治疗。病毒感染可加用抗病毒药物。静脉用免疫球蛋白有助于重症感染的治疗。

(3)重组人粒细胞集落刺激因子和重组人粒细胞-巨噬细胞集落刺激因子治疗粒细胞缺乏症患者疗效明确,可缩短粒细胞缺乏症的病理,促进中性粒细胞增生和释放,并增强其吞噬杀菌及趋化功能。常用剂量为$2\sim10~\mu g/(kg \cdot d)$,常见的不良反应有发热、肌肉骨骼酸痛、皮疹等。碳酸锂有刺激骨髓生成粒细胞的作用,常用量$0.6\sim0.9~g/d$,不良反应为轻度胃灼热感、恶心、乏力等,肾脏疾病者慎用。

(4)免疫抑制剂:自身免疫性粒细胞减少和免疫介导机制所致的粒细胞缺乏可用糖皮质激素等免疫抑制剂治疗。其他原因引起的粒细胞减少,则不宜采用。

五、护理措施

(一)一般护理(遵照血液病临床一般护理原则)

1.休息活动

轻度白细胞减少症,骨髓象检查大致正常的患者,一般可以进行适当的体育锻炼以增强体质。白细胞低于$1.8\times10^9/L$可做轻度活动,低于$1.0\times10^9/L$应绝对卧床休息,提供必要的生活护理。

2.营养

应给予高蛋白、高维生素易消化的膳食。粒细胞缺乏重症患者有高热、口腔黏膜溃疡、食欲缺乏者,提供半流食或流食,少量多餐,尽量满足个人口味,以促进食欲。给予适量粗纤维食物以防便秘而诱发肛裂、痔等。

3.预防感染

对于急性粒细胞缺乏的患者应进行保护性隔离,安置在单间或空气层流洁净病房实施全环境保护。皮肤、五官、会阴采用有效的清洁、消毒护理措施。每天沐浴或药液擦浴,尤其注意腋下、腹股沟及外阴、肛周等皮肤皱褶处;定时更换消毒病衣及床上被单等物;餐后认真漱口,口腔溃疡者,增加特殊口腔护理2~3次/天;定时清洁鼻腔并用抗生素软膏涂抹鼻黏膜,防止挖鼻而损伤黏膜;大便后用1:5000高锰酸钾液坐浴不少于15分钟,卧床患者便后给予外阴、肛周冲洗。定期为患者修剪头发、胡须、指(趾)甲,以方便躯体清洁处理。隔离期间应用无菌饮食。此外注意护理中严格无菌技术操作,防止医源性感染的发生。

4.密切观察

注意患者体温、脉搏、呼吸、血压变化及药疗效果和不良反应,对于粒细胞缺乏的重症患者,根据病情建立重症记录。

(二)重点护理措施

1.发热

高热 39 ℃ 以上者,头部置冰袋或冷水毛巾冷敷,同时可行温水或酒精擦浴降温,注意禁用解热止痛药物。患者退热时往往大量出汗,应及时给予更换衣裤、被盖,并给予保暖,防止湿冷受凉而感冒。

2.感染征象

粒细胞缺乏患者极易发生口腔、咽峡、鼻腔、肛周、阴道、皮肤等部位的感染或潜在有感染灶。要有目的地进行观察了解,及时发现感染征象并给予相应处理,如通知医师,按医嘱进行感染灶的细菌培养和药敏试验及应用抗生素等。

(三)治疗过程中可能出现的情况及应急措施

1.口腔感染

这是白细胞减少症最常见的并发症,早期可见扁桃体红肿,咽部黏膜溃疡,继而可有坏死水肿,黏膜潮红及颈淋巴结肿大等。加强口腔护理,用生理盐水或朵贝氏液漱口。如若发生口腔黏膜改变及咽喉不适等,即改用新净界含漱,每次含漱时间不少于 5 分钟。

2.急性肛周脓肿

可迅速形成溃疡、坏死及假膜。做好肛周护理,必要时用 1∶5 000 的高锰酸钾溶液坐浴,每次30分钟,2～3 次/天。感染轻者,肛周炎症局部皮肤给予2.5%碘酒消毒,75%酒精脱碘后,再用微波治疗机照射,每次 20～30 分钟,每天照射 2 次。保持大便通畅,防止因便秘损伤肠黏膜。

3.全身各系统感染

败血症是本病的主要威胁,致死率高达 30%～40%。对患者诉疼痛立即给予反应,并表示关心,寻找引起疼痛原因。高热时头痛,积极给予降温处理,如冰敷、温水擦浴等。患者全身肌肉或关节疼痛时嘱其多喝水,以促进乳酸的排泄。及时处理局部感染灶、咽喉疼痛、口腔黏膜溃疡,即用中药口康含漱液以消炎止痛。指导患者使用按摩放松术,转移患者注意力,从而减轻疼痛。

指导患者不滥用药,一定在医师指导下用止痛药。摄入低菌饮食,如不吃生水果、蔬菜,尽量食用蒸、煮、炖的食物,必要时食用无菌饮食,餐具用煮沸消毒或高压灭菌。鼓励患者每天洗淋浴,必要时用1:2 000的氯己定溶液擦洗全身,大小便后及时清洗会阴部。

4.体温升高

如体温超过 39 ℃,应立即抽血做血培养加药敏试验。高热 39 ℃以上者可给予头部置冰袋或冷水毛巾冷敷,同时可行温水擦浴降温。注意禁用解热止痛药物。患者退热时往往大量出汗,应及时给予干毛巾擦干,更换贴身衣服、被盖,并给予保暖,防止湿冷受凉而感冒,且鼓励多饮水。①限制探视。②带入房间内的物品必须进行消毒、灭菌处理。③进入房间内,必须更换消毒衣服、拖鞋及专用帽子、口罩。④接触患者之前先用肥皂刷手后,再用消毒水洗手。⑤执行各项操作时,必须严格执行无菌操作原则。⑥检查保护性隔离措施执行和落实是否严密。

(四)健康教育

1.简介疾病知识

白细胞减少症是指患者周围血液检查白细胞计数低于 $4.0 \times 10^9/L$,常常继发于某种疾病,一般没有明显的临床症状,或有轻度的疲乏、头晕、咽喉炎等表现,一般情况下无须特别护理。白细胞减少是由于粒细胞减少所致,当中性粒细胞绝对值低于 $1.5 \times 10^9/L$ 称为中性粒细胞减少症。由于中性粒细胞占粒细胞的大多数,故中性粒细胞减少症又常称为粒细胞减少症。当白细胞下降,中性粒细胞降到20%以下,其绝对值少于 $0.5 \times 10^9/L$,临床出现发热、感染症状时,称为粒细胞缺乏症。粒细胞缺乏症是粒细胞减少症发展到严重阶段的表现。常见的中性粒细胞减少症的病因有药物、化学毒物、放射线、免疫因素、全身感染或异常细胞浸润骨髓、细胞成熟障碍、无效造血等,表现为发热、感染,如果发展为粒细胞缺乏症,感染多严重威胁生命。

急性粒细胞缺乏症必须早期诊断,早期治疗。应用抗生素以来,疗效明显提高。免疫型患者若能度过由于粒细胞缺乏所引起的严重感染的阶段则预后较好,一般经过 2～3 周可逐渐恢复。再生障碍型的预后差,极易发生严重感染的不良后果。

2.心理指导

粒细胞缺乏症的患者接受保护性隔离期间,失去与亲人直接会面后,易产生孤独、恐惧心理,工作中多与患者交谈了解其心理需求并及时给予帮助。对不良的情绪加以疏导,增强患者对治疗的信心,使患者对身体的恢复抱有希望而积极配合治疗护理措施的实施。隔离室内尽量采用家庭化布置,提供电视机,应用有花色图案的窗帘。安装对讲机,定时安排患者与其家属对话。

3.检查治疗指导

新入院患者检查项目较多,必须向患者说明检查的目的及需要患者配合的事项,使患者有心理准备。在治疗的过程中,需要经常监测中性粒细胞/白细胞的动态情况,以观察病情和治疗效果,要向患者做解释,获得理解和配合采血标本检查。粒细胞缺乏症者,多数需要应用大量抗生素以预防和控制严重感染,同时进行体液致病菌的培养和药敏试验检查,以便合理选用有效的抗生素,故向患者解释更换抗生素的目的和必要性,解除患者心理顾虑。对于常规药物的作用、不良反应,也向患者做必要的说明,使之能主动配合治疗,观察效果及不良反应,有利于及时调整治疗方案和合理处置不良反应。

4.饮食指导

一般白细胞减少症患者选用高蛋白、高维生素、易消化的饮食。注意保持大便通畅,多用含纤维素的食品。粒细胞缺乏症患者保护性隔离期间用无菌饮食,食物经高压锅热力消毒后食用,水果选用有皮易剥者,经消毒液浸泡消毒后剥皮食用。高热、口腔溃疡进食困难的改为半流或流食,少量多餐进食,注意食品避免过热、过冷和辛辣刺激性,并给予患者充足的水分补充,可用白开水和鲜果汁交替饮用。

5.预防感染指导

向患者说明中性粒细胞减少、缺乏,易感染的原因及介绍保护性隔离的目的、方法,使之乐意接受预防感染所采取的措施。向患者介绍感染常发生的部位及预防的方法,如皮肤、五官、会阴清洁护理方法等,使之主动配合护理,接受预防感染的措施。

6.休息活动指导

急性重症患者绝对卧床休息,生活不能自理的提供生活照顾。轻症患者可进行适当活动,可看电视、听广播、读书报等;或可进行一些简单的编织手工等,为住院生活增加乐趣。

7.出院指导

(1)按医嘱继续药物治疗,不可随便滥用药物。

(2)定期按医师要求回院进行血液复查。

（3）注意个人卫生，包括饭前、便后或接触污物后要认真洗手，餐具应消毒或个人专用餐具，注意认真清洁口腔、会阴及周围皮肤，要养成良好的卫生习惯。

（4）定期做口腔检查，如发生感染可疑征象，及时回医院治疗。

（5）避免出入人多的公共场所。

（6）预防感冒，注意天气变化适时增减衣被。

（7）预防便秘诱发肛裂或痔等疾病，注意多食用蔬菜、水果，但须避免生、冷、不洁食物诱发肠炎等。

第三章 妇科护理

第一节 痛 经

痛经是指在行经前、后或月经期出现下腹疼痛、坠胀伴腰酸及其他不适,严重影响生活和工作质量者。痛经分为原发性痛经与继发性痛经两类。前者指生殖器官无器质性病变的痛经,称功能性痛经;后者指盆腔器质性病变引起的痛经,如子宫内膜异位症等。本节仅叙述原发性痛经。

一、护理评估

(一)健康史

原发性痛经常见于青少年,多发生在有排卵的月经周期,精神紧张、恐惧、寒冷刺激及经期剧烈运动可加重疼痛。评估时需了解患者的年龄和月经史、疼痛特点及与月经的关系、伴随症状和缓解疼痛的方法等。

(二)身体状况

1.痛经

痛经是主要症状,多自月经来潮后开始,最早出现在月经来潮前 12 小时,月经第 1 天疼痛最剧烈,持续2～3 天后逐渐缓解。疼痛呈痉挛性,多位于下腹正中,常放射至腰骶部、外阴与肛门,少数人的疼痛可放射至大腿内侧。可伴面色苍白、出冷汗、恶心、呕吐、腹泻、头晕、乏力等。痛经多于月经初潮后 1～2 年发病。

2.妇科检查

生殖器官无器质性病变。

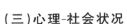

（三）心理-社会状况

患者缺乏痛经的相关知识，担心痛经可能影响健康及婚后的生育能力，表现为情绪低落、烦躁、焦虑；伴随着月经的疼痛，常常使患者抱怨自己是女性。

（四）辅助检查

B超检查生殖器官有无器质性病变。

（五）处理要点

以解痉、镇痛等对症治疗为主，并注意对患者的心理治疗。

二、护理问题

（一）急性疼痛

急性疼痛与经期宫缩有关。

（二）焦虑

焦虑与反复疼痛及缺乏相关知识有关。

三、护理措施

（一）一般护理

（1）下腹部可用热水袋热敷。

（2）鼓励患者多饮热茶、热汤。

（3）注意休息，避免紧张。

（二）病情观察

（1）观察疼痛的发生时间、性质、程度。

（2）观察疼痛时的伴随症状，如恶心、呕吐、腹泻。

（3）了解引起疼痛的精神因素。

（三）用药护理

遵医嘱给予解痉、镇痛药，常用药物有前列腺素合成酶抑制剂如吲哚美辛、布洛芬等，亦可选用避孕药。

（四）心理护理

讲解有关痛经的知识及缓解疼痛的方法，使患者了解经期下腹坠胀、腰酸、头痛等轻度不适是生理反应。原发性痛经不影响生育，生育后痛经可缓解或消失，从而消除患者紧张、焦虑的情绪。

(五)健康指导

进行经期保健的教育,包括注意经期清洁卫生,保持精神愉快,加强经期保护,避免剧烈运动及过度劳累,防寒保暖等。疼痛难忍时一般选择非麻醉性镇痛药治疗。

第二节 闭 经

闭经是妇科常见症状,分为原发性闭经和继发性闭经两类。原发性闭经指年龄超过16岁,第二性征已发育,或年龄超过14岁,第二性征尚未发育,且无月经来潮者;继发性闭经指正常月经建立后,因病理性原因月经停止6个月,或按自身原来月经周期计算停经3个周期以上者。青春期以前、妊娠期、哺乳期以及绝经后的无月经均属生理现象。

一、护理评估

(一)健康史

原发性闭经较少见,常由于遗传性因素或先天性发育缺陷所致,评估时应注意患者生殖器官和第二性征发育情况及家族史。继发性闭经发病率高,病因复杂,评估时应详细询问患者月经史,已婚者应注意有无产后大出血、不孕及流产史。根据控制正常月经周期的4个环节,按病变部位将闭经分为下丘脑性闭经、垂体性闭经、卵巢性闭经及子宫性闭经。

1.下丘脑性闭经

最常见,以功能性原因为主。

(1)精神因素:精神创伤、紧张忧虑、环境改变、过度劳累、盼子心切或畏惧妊娠等可使内分泌调节功能紊乱而发生闭经。闭经多为一时性,可自行恢复。

(2)剧烈运动、体重下降和神经性厌食:均可诱发闭经。因初潮发生和月经维持有赖于一定比例(17%~20%)的机体脂肪,中枢神经对体重下降极为敏感。

(3)药物:一般在停药后3~6个月月经恢复。

2.垂体性闭经

垂体器质性病变或功能失调可影响卵巢功能而引起闭经。

（1）垂体梗死：常见于产后出血使垂体缺血坏死,出现闭经、性欲减退、毛发脱落、第二性征衰退等希恩综合征症状。

（2）垂体肿瘤：可引起闭经溢乳综合征。

3.卵巢性闭经

因性激素水平低落,子宫内膜不发生周期性变化而导致闭经。

（1）卵巢功能早衰：40岁前绝经者称卵巢功能早衰,常伴有围绝经期综合征的表现。

（2）卵巢功能性肿瘤、卵巢切除或组织破坏。

（3）多囊卵巢综合征：表现为闭经、不孕、多毛、肥胖、双侧卵巢增大。

4.子宫性闭经

月经调节功能及第二性征发育正常,但子宫内膜受到破坏或对卵巢激素不能产生正常的反应而引起闭经。

（1）先天性子宫发育不良或子宫切除术后者。

（2）子宫内膜损伤：子宫腔放射治疗后、结核性子宫内膜炎、子宫腔粘连综合征,后者因人工流产刮宫过度,使子宫内膜损伤粘连而无月经产生。

5.其他内分泌功能异常

甲状腺功能减退或亢进、肾上腺皮质功能亢进、糖尿病等可引起闭经。

(二)身体状况

了解患者的闭经类型、时间及伴随症状。注意观察患者精神状态、智力发育、营养与健康状况;检查全身发育状况,测量身高、体重、四肢与躯干比例;第二性征如音调、毛发分布、乳房发育状况,挤压乳腺有无乳汁分泌;妇科检查生殖器官有无发育异常和肿瘤等。

(三)心理-社会状况

患者担心闭经对自己的健康、性生活及生育能力有影响,病程过长及治疗效果不佳会加重患者及其家属的心理压力,产生情绪低落、焦虑,反过来又加重闭经。

(四)辅助检查

1.子宫功能检查

（1）诊断性刮宫：适用于已婚妇女,必要时可在宫腔镜直视下检查。

（2）子宫输卵管碘油造影：了解子宫腔及输卵管情况。

（3）药物撤退试验：①孕激素试验可评估内源性雌激素水平;②雌、孕激素序贯疗法。

2.卵巢功能检查

通过 B 超检查、基础体温测定、子宫颈黏液结晶检查、阴道脱落细胞检查、血清激素测定、诊断性刮宫,了解排卵情况及体内性激素水平。

3.垂体功能检查

如垂体兴奋试验等。

4.其他检查

B 超检查、染色体检查及内分泌检查等。

(五)治疗

(1)全身治疗:积极治疗全身性疾病,增强体质,加强营养,保持正常体重。

(2)心理治疗:精神因素所致闭经,应行心理疏导。

(3)病因治疗:子宫腔粘连、先天畸形、卵巢及垂体肿瘤等采取相应手术治疗。

(4)性激素替代疗法:根据病变部位及病因,给予相应激素治疗,常用雌激素替代疗法,雌、孕激素序贯疗法和雌、孕激素合并疗法。

(5)诱发排卵:常用氯米芬、人绒毛膜促性腺激素。

二、护理问题

(一)焦虑

焦虑与担心闭经对健康、性生活及生育的影响有关。

(二)功能障碍性悲哀

功能障碍性悲哀与长期闭经及治疗效果不佳,担心丧失女性形象有关。

三、护理措施

(一)一般护理

1.鼓励患者增加营养

营养不良引起的闭经者,应供给足够的营养。

2.保证睡眠

工作紧张引起的闭经者,鼓励患者加强锻炼,增强体质,注意劳逸结合。如为肥胖引起的闭经,指导患者进低热量饮食,但需要富有维生素和矿物质,嘱咐患者适当增加运动量。

(二)病情观察

(1)观察患者情绪变化,有无引起闭经的精神因素,如工作、家庭、生活等情况。

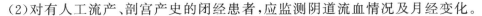

（2）对有人工流产、剖宫产史的闭经患者,应监测阴道流血情况及月经变化。

（3）注意患者体重增加或减少的数据和时间,与闭经前、后的关系。

（4）观察患者甲状腺有无肿大、有无糖尿病症状。

（三）用药护理

指导患者合理使用性激素,说明性激素的作用、不良反应、用药方法及注意事项。

（四）心理护理

讲解月经的生理知识,使患者了解闭经与女性特征、生育及健康的关系,减轻心理压力,避免闭经加重。对原发性闭经者,特别是生殖器官畸形者进行心理疏导,保持心情舒畅,正确对待疾病,提高对自我形象的认识。

（五）健康指导

（1）告知患者要耐心坚持规范治疗,在医师的指导下接受全身系统检查。

（2）短期治疗效果可能不明显,要有心理准备,不要放弃治疗,树立战胜疾病的信心。

第三节 外 阴 炎

外阴炎是由于病原体侵犯或受到各种不良刺激引起的外阴炎症。

一、非特异性外阴炎

非特异性外阴炎主要指外阴部皮肤与黏膜的炎症。由于外阴部与外界接触较多,尿道、肛门、阴道邻近,易发生炎症,其中以大、小阴唇为最多见。

（一）病因

阴道分泌物、月经血、产后恶露、尿液、粪便的刺激可引起外阴不同程度的炎症。此外,糖尿病患者的糖尿的长期浸渍、穿紧身化纤内裤、月经垫通透性差、局部经常潮湿等均可引起外阴部的炎症。

（二）临床表现

1.症状

外阴皮肤瘙痒、疼痛、红肿、灼热感,于活动、排尿、排便及性交时加重。病情严重时形成外阴溃疡可导致行走不便。

2.体征

检查见局部充血、肿胀、糜烂,常有抓痕,严重者形成溃疡或湿疹。慢性炎症者,外阴局部皮肤或黏膜增厚、粗糙、皲裂、甚至苔藓样变。

(三)治疗

1.病因治疗

积极去除病因,由糖尿尿液的刺激引起的外阴炎,应治疗糖尿病;尿、粪瘘引起的外阴炎则应及时修补。

2.局部治疗

保持局部清洁、干燥,局部使用1∶5 000高锰酸钾坐浴,水温40 ℃,每次15～30分钟,每天1～2次,急性期还可选用微波或红外线局部物理治疗。

(四)护理措施

1.健康教育

教会患者坐浴的方法,包括液体的配制、温度、坐浴的时间及注意事项。取高锰酸钾结晶加温开水配成1∶5 000约40 ℃溶液,注意配制的溶液浓度不宜过高,以免灼伤皮肤。肉眼观为淡玫瑰红色。每次坐浴20分钟,每天两次。坐浴时要使会阴部浸没于溶液中,月经期停止坐浴。外阴溃破者要预防继发感染,局部严禁搔抓,勿用刺激性药物或肥皂擦洗。减少摩擦和混合感染的机会。

2.预防

注意个人卫生,保持外阴清洁、干燥,勤换棉质内裤,使用柔软无菌会阴垫。做好经期、孕期、分娩期及产褥期卫生。勿饮酒,少进辛辣食物。

二、前庭大腺炎

前庭大腺炎是病原体侵入前庭大腺引起的炎症,包括前庭大腺脓肿和前庭大腺囊肿。此病育龄妇女多见,幼女及绝经后妇女少见。

(一)病因

主要病原体为内源性病原体(葡萄球菌、链球菌、大肠埃希菌、肠球菌等)及性传播病原体(淋病奈瑟菌及沙眼衣原体)。在性交、流产、分娩或其他情况污染外阴部时,病原体容易侵入前庭大腺,引发炎症。急性炎症发作时,细菌先侵犯腺管,腺管呈急性化脓性炎症,腺管口因炎症肿胀阻塞,脓液不能外流、积存而形成脓肿,称前庭大腺脓肿。当急性炎症消退后,腺管口粘连闭塞,分泌物不能排

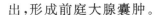

出,形成前庭大腺囊肿。

(二)临床表现

炎症多为一侧。初起时局部肿胀、疼痛、灼烧感,行走不便,大小便困难。局部见皮肤红肿、发热、压痛明显。患者出现发热等全身症状。当脓肿形成时,疼痛加剧,严重者脓肿直径可达5～6 cm,表面皮肤发红、变薄,触及波动感,周围组织水肿。当脓肿内压力增高时,表面皮肤变薄,脓肿自行破溃,若破口大,可自行引流,炎症较快消退而痊愈;若破口小,引流不畅,则炎症持续不消退,可反复急性发作。

(三)治疗

急性炎症发作时,需卧床休息。取前庭大腺开口处分泌物做细菌培养和药敏试验,根据病原体选用抗生素、磺胺药。脓肿形成后可切开引流并做造口术,尽量避免切口闭合后形成囊肿或反复感染。

(四)护理措施

1.一般护理

急性期嘱患者卧床休息,按医嘱给予抗生素及镇痛药。

2.术后护理

脓肿或囊肿切开术后,局部放置引流条引流,引流条需每天更换。外阴用1∶5 000氯己定棉球擦洗,每天两次。伤口愈合后,改用1∶8 000呋喃西林坐浴,每天两次。

第四节　阴　道　炎

阴道炎即阴道炎症,是导致外阴阴道症状如瘙痒、灼痛、刺激和异常流液的一组病症。

一、滴虫性阴道炎

滴虫性阴道炎是由阴道毛滴虫引起的常见的阴道炎。

(一)病因与发病机制

滴虫生长的适宜温度为 25～40 ℃、pH 为 5.2～6.6 的潮湿环境,在 pH 为

5 以下或7.5 以上的环境中则不生长。滴虫性阴道炎患者的阴道 pH 一般在 6.5，月经前后阴道 pH 发生变化，经后接近中性，寄生于阴道或腺体中的滴虫于月经前后常得以繁殖，引起炎症的发作；妊娠期及产后等阴道环境改变，适于滴虫生长繁殖而引起滴虫性阴道炎。滴虫能消耗或吞噬阴道上皮细胞内的糖原，阻碍乳酸生成，使阴道 pH 升高，以降低阴道酸度而有利于繁殖。滴虫还可侵入尿道或尿道旁腺，甚至膀胱、肾盂以及男方的包皮皱褶中。

滴虫的传播途径：①经性交直接传播。②经公共浴池、浴盆、浴巾、游泳池、坐式便器、衣物等间接传播。③医源性传播：通过污染的器械及敷料传播。

（二）临床表现

本病潜伏期 4～28 天。典型症状是稀薄的泡沫状白带增多，外阴瘙痒。瘙痒部位主要为阴道口及外阴间，或有灼热、疼痛、性交痛等。合并其他细菌感染呈脓性，可有臭味。尿道口有感染时，可有尿频、尿痛，有时可见血尿。阴道毛滴虫能吞噬精子、阻碍乳酸生成，可致不孕。妇科检查时见阴道黏膜充血，严重者有散在出血斑点，后穹隆白带量多，呈灰黄色、黄白色稀薄液体或黄绿色脓性分泌物，常呈现泡沫状。少数患者阴道内有滴虫存在而无炎症反应，称为带虫者。

（三）治疗

本病的治疗原则是切断传播途径，杀灭阴道毛滴虫，恢复阴道正常 pH，保持阴道自净功能。

1.全身用药

性伴侣应同时治疗。对初次治疗患者单次口服甲硝唑 2 g。孕早期及哺乳期孕妇慎用。也可用甲硝唑 400 mg，每天两次，7 天为 1 个疗程；口服吸收好，疗效高，毒性小，应用方便。

2.局部用药

不能耐受口服药物或不适宜全身用药者可以局部给药，也可全身及局部联合用药，以联合用药效果佳。局部用药前可先用 1‰～5‰醋酸液冲洗阴道，改善阴道内环境，以提高疗效。

（四）护理措施

1.指导患者自我护理

保持外阴部清洁、干燥，尽量避免搔抓外阴部致皮肤破损。滴虫性阴道炎主要由性行为传播，治疗期间禁止性交，勤换内裤、洗涤时应煮沸消毒 5～10 分钟以消灭病原体，避免交叉和重复感染。性伴侣应同时进行治疗，有助于提高

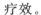

疗效。

2.指导患者配合检查

做分泌物培养前,告知患者取分泌物前 24～48 小时避免性交、阴道灌洗及局部用药。分泌物取出后应及时送检并注意保温,否则滴虫活动力减弱。

3.指导患者正确阴道用药

告知患者各种阴道用药方法,酸性药液冲洗阴道后再塞药的原则。月经期间暂停坐浴、阴道冲洗及阴道用药。

4.观察用药反应

患者口服甲硝唑后偶见胃肠道反应,如食欲缺乏、恶心、呕吐。偶见头痛、皮疹、白细胞减少等,一旦发现应报告医师并停药。甲硝唑使用期间要禁酒,孕 20 周前或哺乳期妇女禁用。

5.强调治愈标准及随访

滴虫性阴道炎常于月经后复发,应向患者解释坚持按照医嘱正规治疗的重要性。治疗后检查滴虫阴性者,仍应每次月经后复查阴道分泌物,若经几次检查均阴性,方可称为治愈。

二、外阴、阴道假丝酵母病

外阴、阴道假丝酵母病是由假丝酵母引起的常见的外阴、阴道炎,也称外阴阴道假丝酵母病。国外资料显示约 75% 妇女一生中至少患过一次,45% 妇女经历过一次复发。

(一)病因

80%～90% 的病原体为白假丝酵母,10%～20% 为光滑假丝酵母、近平滑假丝酵母、热带假丝酵母等。被假丝酵母感染的阴道 pH 多为 4～4.7,通常<4.5。白假丝酵母为双相菌,酵母相为芽生孢子,在无症状寄居及传播中起作用;菌丝相为芽生孢子伸长成假菌丝,侵袭组织能力加强。假丝酵母对热的抵抗力不强,加热至 60 ℃ 1 小时即可死亡,但对干燥、日光、紫外线及化学制剂的抵抗力较强。

白假丝酵母为条件致病菌,正常情况下阴道内菌量极少,呈酵母相,并不引起症状。当阴道内糖原增加、局部细胞免疫力下降,适合白假丝酵母的繁殖并转变为菌丝相时,才出现症状。多见于孕妇、糖尿病患者及接受大量雌激素治疗者。此外,长期应用抗生素,改变了阴道内微生物之间的相互制约关系;服用类固醇皮质激素或免疫缺陷综合征,使机体的抵抗力降低;穿紧身化纤内裤、肥胖可使会阴局部的温度及相对湿度增加,也易使白假丝酵母得以繁殖而引起感染。

(二)传播方式

假丝酵母的传播包括以下3种方式。

1.内源性感染

内源性感染为主要感染,假丝酵母除寄生阴道外,还可寄生于人的口腔、肠道,这3个部位的假丝酵母可互相传染,当局部环境条件适合时易发病。

2.性交传染

少部分患者可通过性交直接传染。

3.间接传染

极少通过接触污染的衣物间接传染。

(三)临床表现

临床主要表现为外阴瘙痒、灼痛、尿痛及性交痛,严重时坐卧不宁,急性期阴道分泌物增多,分泌物的特征是白色稠厚呈凝乳或豆渣样。妇科检查可见外阴红斑、水肿,常伴有抓痕,小阴唇内侧及阴道黏膜有白色膜状物,擦除后露出红肿黏膜面,急性期还可见到糜烂及浅表溃疡。

(四)治疗

本病的治疗原则是消除诱因,根据患者情况选择局部或全身应用抗真菌药物。

1.局部用药

用2%~4%碳酸氢钠液冲洗阴道,改变阴道pH,再选用咪康唑栓剂、克霉唑栓剂或片剂、制霉菌素栓剂或片剂等药物放于阴道内。

2.全身用药

若局部用药效果差或病情较顽固者,可选用伊曲康唑、氟康唑、酮康唑等口服。

(五)护理措施

基本同滴虫性阴道炎,为提高效果,可用2%~4%碳酸氢钠液坐浴或阴道冲洗。鼓励患者坚持用药,不随意中断疗程。妊娠期合并感染者,为避免胎儿感染,应禁用口服唑类药物并坚持局部治疗,直至妊娠8个月。约15%男性与女性患者接触后患有龟头炎,对有症状男性也应进行检查及治疗,无症状不需治疗。

三、萎缩性阴道炎

萎缩性阴道炎常见于自然绝经及卵巢去势后妇女,也可见于产后闭经或药物假绝经治疗的妇女。

(一)病因

因卵巢功能衰退,雌激素水平降低,阴道壁萎缩,黏膜变薄,上皮细胞内糖原含量减少,阴道内 pH 上升,局部抵抗力降低,致病菌容易侵入繁殖引起炎症。

(二)临床表现

其主要症状为阴道分泌物增多及外阴瘙痒、灼热感,可伴有性交痛。阴道分泌物稀薄,呈淡黄色,感染严重者呈血样脓性白带。检查见阴道呈老年性改变,上皮萎缩,皱襞消失,上皮平滑、菲薄。阴道黏膜充血,有小出血点,有时可见浅表小溃疡。溃疡面可与对侧粘连,严重时造成狭窄甚至闭锁,炎症分泌物引流不畅形成阴道积脓或宫腔积脓。

(三)治疗

萎缩性阴道炎的治疗原则是补充激素,增加阴道抵抗力及抑制细菌生长。

1.抑制细菌生长

用 1% 乳酸液或 0.1%~0.5% 醋酸液冲洗阴道,增加阴道酸度,抑制细菌生长繁殖。

2.增加阴道抵抗力

针对病因给予雌激素制剂,可局部给药,也可全身用药。己烯雌酚 0.125~0.25 mg,每晚放入阴道内,7 天为 1 个疗程。全身用药可口服尼尔雌醇,首次 4 mg,以后每 2~4 周一次,每晚 2 mg,维持 2~3 个月。

(四)护理措施

加强健康教育,告知患者按医嘱正确用药,并指导局部用药方法,用药前洗净双手及会阴,以减少感染的机会。自己用药有困难者,指导家属协助用药,乳腺癌或子宫内膜癌患者慎用雌激素制剂。注意保持会阴清洁,勤换会阴垫、内裤。

第五节　子宫颈癌

子宫颈癌是妇科最常见的恶性肿瘤,高发年龄为 50～55 岁,近年发病有年轻化的趋势。近 40 年来,由于子宫颈细胞学筛查的普遍应用及长期广泛开展防癌的宣传及普查、普治工作,使子宫颈癌和癌前病变得以早期发现和治疗,子宫颈癌发病率和病死率明显下降。

一、病因

子宫颈癌的病因目前尚未完全明了。国内外大量临床和流行病学资料表明可能与下列因素有关:性活跃、初次性生活＜16 岁、早年分娩、多产等与子宫颈癌的发生密切相关;与有阴茎癌、前列腺癌或其性伴侣曾患子宫颈癌的高危男性性接触的妇女也易患子宫颈癌;高危型人乳头瘤病毒感染是子宫颈癌的主要危险因素。90％以上的子宫颈癌伴有高危型人乳头瘤病毒感染。此外,单纯疱疹病毒Ⅱ型及人巨细胞病毒等也可能与子宫颈癌的发病有一定关系。子宫颈癌发病率还与地理因素、种族和经济状况等有关。

二、病理

子宫颈癌的病变多发生在子宫颈外的原始鳞-柱状交接部与生理性鳞-柱状交接部间所形成的移行带区。在移行带区形成过程中,未成熟的化生鳞状上皮代谢活跃,在一些物质如精子、精液组蛋白、人乳头瘤病毒等的刺激下,可发生细胞分化不良、细胞核异常、排列紊乱、有丝分裂增加,形成子宫颈上皮内瘤变,其中包括子宫颈不典型增生及子宫颈原位癌。1967 年,理查特提出这两种病变是子宫颈浸润癌的癌前病变。

(一)巨检

子宫颈上皮内瘤变、镜下早期浸润癌及极早期子宫颈浸润癌,肉眼观察外观无明显异常,或类似一般子宫颈糜烂。随着病程的发展,表现为以下 4 种类型。

1.外生型

此型最常见,又称菜花型。癌组织向外生长,最初呈乳头状或息肉样隆起,继而发展为向阴道内突出的菜花样赘生物,组织脆,触之易出血。常累及阴道。

2.内生型

内生型又称浸润型。癌组织向子宫颈深部组织浸润,子宫颈表面光滑或仅有表浅溃疡,子宫颈肥大变硬,呈桶状。常累及宫旁组织。

3.溃疡型

不论外生型或内生型病变进一步发展,合并感染坏死,脱落后可形成凹陷性溃疡,严重者子宫颈为空洞所代替,形如火山口状。

4.颈管型

癌灶发生在子宫颈管内,常侵入子宫颈管及子宫峡部供血层,并转移到盆腔的淋巴结。不同于内生型,该型是由特殊的浸润型生长扩散到子宫颈管。

(二)镜检

按组织发生学划分。子宫颈癌主要有鳞状细胞浸润癌和腺癌两大类,前者占 80%～85%,后者占 15%～20%。两者在外观上无明显差异,均可发生在子宫颈阴道部或颈管内。按癌组织发展的程度,子宫颈癌可分为以下3个阶段。

1.子宫颈不典型增生

子宫颈不典型增生根据发展的不同阶段,不典型增生分轻、中、重 3 度,重度时与原位癌不易区别。镜下见底层细胞增生,从正常的仅 1～2 层底细胞增至多层,细胞排列紊乱,细胞核增大、深染、染色质分布不均,有核异质改变。

2.子宫颈原位癌

子宫颈原位癌又称上皮内癌。癌变局限于子宫颈上皮内层,上皮全层极性消失,细胞显著异型,细胞核增大、深染、染色质分布不均,有核分裂象。但上皮基底膜仍完整,病变可累及腺体,但无间质浸润。

3.子宫颈浸润癌

癌细胞进一步增殖,破坏上皮细胞基底膜,并侵入间质内。

三、转移途径

本病的转移途径以直接蔓延和淋巴转移为主,血行转移极少见。

(一)直接蔓延

直接蔓延最常见,癌组织局部浸润,向邻近器官及组织扩散,向下累及阴道壁及穹隆,向上由子宫颈管累及宫腔,癌灶向两侧可扩散至主韧带及子宫颈旁、阴道旁组织,甚至延伸至骨盆壁;晚期癌灶向前、后蔓延,可侵犯膀胱或直肠,形成膀胱阴道瘘或直肠阴道瘘。癌灶压迫或侵及输尿管时,可引起输尿管阻塞或肾积水。

(二)淋巴结转移

癌组织局部浸润后侵入淋巴管,形成癌栓,随淋巴液引流进入局部淋巴结,经淋巴管引流扩散。最初受累的淋巴结有子宫旁、子宫颈旁或输尿管旁、闭孔、髂内、髂外淋巴结;继而累及髂前、髂总、腹主动脉旁淋巴结和腹股沟深浅淋巴结。晚期癌还可出现左锁骨上淋巴结转移。

(三)血行转移

血行转移极少见,多发生在晚期。癌组织破坏小血管后,可经血液循环转移到肺、肝或骨骼等。

四、临床表现

(一)症状

早期患者无明显症状、体征,随病情发展可有以下表现。

1.阴道流血

早期多为接触性出血,表现为性生活后或妇科检查后少量出血,晚期为不规则阴道流血。出血量根据病灶大小、侵及间质内血管情况而不同,早期出血量少,晚期病灶大则出血量较多,一旦侵蚀较大血管可能引起大出血。年轻患者也可表现为经期延长,周期缩短,经量增多等;老年患者常为绝经后不规则阴道流血。一般外生型癌出血较早,量多;内生型癌出血较晚。子宫颈癌合并妊娠者常因阴道流血而就医。

2.阴道排液

阴道排液多发生在阴道流血之后,呈白色或血性,稀薄如水样或米泔样,有腥臭味。晚期患者癌组织坏死伴感染时,则出现大量米泔样或脓性恶臭白带。

3.晚期症状

根据癌灶累及范围出现不同的继发性症状。当病变累及盆腔、腰骶神经、闭孔神经、坐骨神经时,患者出现严重持续性坐骨神经痛或腰骶部痛;当盆腔病变广泛时,患者因静脉和淋巴回流受阻,导致下肢肿痛、肾盂积水、输尿管阻塞;癌症末期患者表现为贫血、恶病质等全身衰竭症状。

(二)体征

子宫颈上皮内瘤变、原位癌、镜下早期浸润癌及极早期子宫颈浸润癌患者可无明显病灶、子宫颈光滑或仅为慢性子宫颈炎表现。随着子宫颈浸润癌的生长发展,外生型癌可见子宫颈表面有呈乳头状或息肉状突起的赘生物向外生长,继而向阴道突起,形成菜花状赘生物;合并感染时,表面有灰白色渗出物,质脆易出血。内生型则表现为子宫颈肥大、质硬、子宫颈管膨大如桶状,子宫颈表面光滑

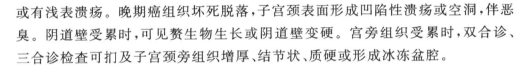

或有浅表溃疡。晚期癌组织坏死脱落，子宫颈表面形成凹陷性溃疡或空洞，伴恶臭。阴道壁受累时，可见赘生物生长或阴道壁变硬。宫旁组织受累时，双合诊、三合诊检查可扪及子宫颈旁组织增厚、结节状、质硬或形成冰冻盆腔。

五、辅助检查

(一)子宫颈刮片细胞学检查

这是子宫颈癌筛查的主要方法。应在子宫颈移行带区取材并染色、镜检。子宫颈涂片用巴氏染色，结果分为 5 级。Ⅰ级为正常阴道细胞涂片，Ⅱ级一般为良性改变或炎症引起，Ⅲ级为发现可疑癌细胞，Ⅳ级为发现高度可疑癌细胞，Ⅴ级为发现形态可疑的多量癌细胞。TBS(the Bethesda System)系统是近年来提出的描述性细胞病理学诊断的报告方式。巴氏Ⅱ级涂片需要按炎症处理后，再重复涂片进一步检查；巴氏Ⅲ级及以上、TBS 分类中有上皮细胞异常时均应重复刮片检查并行子宫颈活组织检查，以明确诊断。

(二)子宫颈碘试验

将碘液涂抹子宫颈及阴道穹隆部，观察着色情况，可识别子宫颈病变的危险区，检测子宫颈上皮内瘤变。若发现碘不着色区，需进行子宫颈活组织检查，以提高诊断正确率。

(三)阴道镜检查

凡子宫颈刮片细胞学检查巴氏Ⅲ级及以上者，TBS 分类为鳞状上皮内瘤变，均应在阴道镜观察下，选择可疑癌变部位进行子宫颈活组织检查，以提高诊断正确率。

(四)子宫颈和子宫颈管活体组织检查

子宫颈和子宫颈管活体组织检查是确诊子宫颈癌和子宫颈癌前期病变的最可靠依据。子宫颈有明显病灶时，可直接在癌灶部位取材。子宫颈无明显癌变可疑区时，选择子宫颈鳞-柱状细胞交接部 3、6、9 和 12 点处取 4 处活体组织送检，或在碘试验、阴道镜下取材做病理检查，所取组织应包括间质及邻近正常组织。子宫颈刮片阳性、子宫颈光滑或子宫颈活检为阴性时，需用小刮匙搔刮子宫颈管，刮出物送病理检查。

(五)子宫颈锥切术检查

子宫颈刮片检查多次阳性而子宫颈活检阴性者或子宫颈活检为原位癌需要确诊者，可采用冷刀切除、冷凝电刀切除或环形电切除，切除组织做病理切片检查。

六、治疗

子宫颈癌患者的治疗主要是采取以手术和放疗为主、化疗为辅的综合治疗。根据患者临床分期、年龄、生育要求、全身情况、医疗技术水平及设备条件等综合分析后确定适当的个体化治疗方案。

（一）手术治疗

手术治疗适用于ⅠA～ⅡA期患者无严重内外科合并症，无手术禁忌证者，根据病情选择不同术式，年轻患者卵巢正常可保留。

（二）放射治疗

放射治疗（简称放疗）适用于各期患者，包括腔内照射和体外照射。对早期病例主张以腔内照射为主，体外照射为辅。晚期患者以体外照射为主，腔内照射为辅。放射治疗的优点是危险少，疗效高；缺点是个别患者对放疗不敏感，并可引起膀胱炎、放射性直肠炎等并发症。

（三）手术及放射综合疗法

局部病灶较大者，可先做放疗，待癌灶缩小后再行手术。手术治疗后淋巴结或宫旁组织有转移或切除残端有癌细胞残留者，可术后放疗消灭残存癌灶，减少复发。

（四）化学药物治疗

化学药物治疗（简称化疗）主要适用于晚期或复发转移的子宫颈癌患者。近年也采用术前静脉或动脉灌注化疗，以缩小肿瘤病灶，用于手术前后的辅助治疗。常采用以铂类为基础的联合化疗方案。

对子宫颈癌合并妊娠者，应根据妊娠月份及肿瘤发展情况确定其治疗方案。对确定为原位癌者应严密随访，直至妊娠足月时行剖宫产术结束分娩，产后需继续随访。对确诊为子宫颈浸润癌者，应立即终止妊娠，并接受相应治疗。

七、护理措施

（一）提供预防保健知识

大力宣传与子宫颈癌发病有关的高危因素，早期发现及诊治子宫颈上皮内瘤变，以阻止子宫颈浸润癌的发生。30岁以上妇女每1～2年应普查一次，对确诊为子宫颈上皮内瘤变Ⅰ级者，可按炎症处理，每3～6个月随访刮片检查结果，

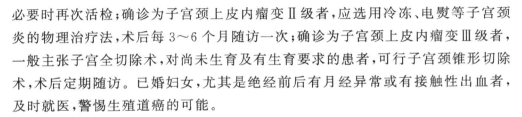

必要时再次活检;确诊为子宫颈上皮内瘤变Ⅱ级者,应选用冷冻、电熨等子宫颈炎的物理治疗法,术后每3～6个月随访一次;确诊为子宫颈上皮内瘤变Ⅲ级者,一般主张子宫全切除术,对尚未生育及有生育要求的患者,可行子宫颈锥形切除术,术后定期随访。已婚妇女,尤其是绝经前后有月经异常或有接触性出血者,及时就医,警惕生殖道癌的可能。

(二)术前准备

手术前3天使用消毒剂消毒子宫颈及阴道。菜花型癌患者有活动性出血可能,需用消毒纱条填塞阴道压迫止血,并认真交接班,按时如数取出或更换纱条。手术前夜给予清洁灌肠,以保证肠道呈空虚、清洁状态。

(三)术后护理

子宫颈癌根治术涉及范围广,患者术后反应大,密切观察并记录患者意识状态、生命体征及出入液量。保持导尿管、腹腔各种引流管及阴道引流通畅,认真观察引流液颜色、性状及量。根据医嘱通常于术后48～72小时拔除引流管,术后7～14天拔除尿管。拔除尿管前3天间断放尿以训练膀胱功能。指导患者在拔尿管后尽早排尿;如不能正常排尿应及时处理,必要时给予重新留置尿管。指导卧床患者在床上进行肢体活动,避免因长期卧床导致并发症的发生。鼓励患者逐渐增加活动量,包括参与生活自理。术后需接受放疗、化疗的患者按相关内容进行护理。

(四)出院指导

对出院患者要讲明随访的重要性,并核实通讯地址确保无误。首次随访为出院后1个月,两年内每3个月随访一次;3～5年内每6个月随访一次;第6年开始,每年随访一次,如发现异常应及时就诊。护士应根据患者身体状况对有关术后生活方式进行指导,包括根据机体康复情况逐渐增加活动量和活动强度,适当参加社会交往活动,或恢复日常工作。性生活的恢复需依术后复查结果而定。

第一节　妊娠合并急性病毒性肝炎

病毒性肝炎是一种由多种肝炎病毒感染引起的传染病,主要有甲型、乙型、丙型、丁型、戊型、庚型及输血传播型肝炎 7 种类型,其中以乙型肝炎病毒感染最常见,可发生在妊娠的任何时期。孕妇患肝炎的发生率约为非孕妇的 6 倍,而患急性重型肝炎则为非孕妇的 66 倍;妊娠合并病毒性肝炎的发生率为 0.8%～17.8%;急性重型肝炎多发生肝坏死,而且多发生在妊娠晚期,病死率极高。

一、妊娠对病毒性肝炎的影响

(1)孕妇新陈代谢增加,营养消耗增多,肝负担加重,易感染病毒性肝炎,并使原来病情加重,而发展为重型肝炎。

(2)妊娠晚期合并妊娠期高血压疾病者,全身小血管痉挛,肝血流减少,肝易受损以致发生肝坏死。

(3)孕妇患肝炎后,易转变为慢性肝炎。因为孕期需要营养物质增加,肝糖原储备不足,不利于疾病的恢复,尤其是妊娠和分娩均可加重肝的负担。孕期产生大量内源性雌激素,均在肝内灭活,肝病时则影响雌激素的代谢,使雌激素体内潴留,进一步加重肝负担,影响肝炎治愈过程而转为慢性。早在 1996 年有学者报道的 887 例妊娠合并肝炎,其病死率高达 10.4%,可见妊娠期病毒性肝炎易加重。

二、病毒性肝炎对妊娠的影响

(一)对母体的影响

妊娠早期合并病毒性肝炎,可使妊娠反应加重,妊娠中、晚期合并病毒性肝炎者,易发展为重型肝炎,病死率高,同时易并发妊娠期高血压疾病。患者肝功能受损,凝血因子合成功能减退,易导致产后出血,重者分娩时常并发弥散性血管内凝血,出现全身出血倾向,威胁母儿生命。

(二)对胎儿影响

肝炎病毒可经胎盘感染胎儿,故妊娠早期患肝炎时胎儿畸形发生率较正常孕妇高 2 倍,并易造成流产、早产、死胎、死产和新生儿死亡,围生儿死亡率明显增高。上海资料报道,肝功能异常孕妇的围生儿死亡率高达 46‰。

(三)母婴传播

病毒的种类不同,传播方式也不同。

(1)甲型肝炎病毒:主要经过粪-口途径传播,不通过胎盘,不传给胎儿,故孕期患病不必终止妊娠,但分娩过程中接触母血或受胎粪污染可致新生儿感染。

(2)乙型肝炎病毒:通过注射、输血或生物制品、密切的生活接触等途径传播。母婴传播为重要途径。母婴传播引起的乙型肝炎病毒感染在我国约占婴幼儿感染的 1/3。其方式有子宫内经胎盘传播,分娩时通过软产道接触母血、羊水或阴道分泌物传播,产后接触母亲的唾液及乳汁传播。

(3)输血传播病毒引起的肝炎:也称己型肝炎,主要经输血传播。

(4)丙型肝炎病毒:传播方式基本同乙型肝炎病毒,但丙型肝炎病毒易导致慢性肝炎,最后发展为肝硬化和肝癌。但近年的国外文献报道仅当母血中丙型肝炎病毒核糖核酸滴度较高时,才发生母婴传播,且许多宫内感染的新生儿出生后一年内自然转阴。

(5)庚型肝炎病毒:慢性乙、丙型肝炎患者易发生庚型肝炎病毒感染。可发生母婴传播,但有人认为,庚型肝炎病毒母婴传播虽较常见,但婴儿感染庚型肝炎病毒后并不导致肝功能紊乱。

(6)丁型肝炎病毒:必须同时有乙型肝炎病毒感染,传播方式基本同乙型肝炎病毒。和乙型肝炎病毒相比,丁型肝炎病毒的母婴垂直传播少,而性传播相对较多,易发展为重型肝炎。

(7)戊型肝炎病毒:通过粪-口途径传播,水及食物型暴发流行。目前已有母婴间传播的病例报告,孕妇一旦感染,病情重,妊娠后期病死率高达 15%～25%。

三、诊断

(一)病史

患者有与病毒性肝炎患者密切接触史,或有输血、注射血制品等有关病史。

(二)临床表现

多数有不能用妊娠反应解释的食欲减退,与普通肝炎患者一样表现为厌油、恶心、呕吐、腹胀、肝区痛及乏力。有的起病急,病情较重的还有畏寒、发热、皮肤及巩膜出现黄染、全身皮肤瘙痒等。妊娠晚期患病者病情发展快,如起病急,中毒症状明显,黄疸严重等。1周内血清总胆红素≥171 μmol/L(10 mg/dL),每天升高≥17.1 μmol/L(1 mg/dL),凝血酶原时间明显延长,较正常值增加0.5～1倍,甚至更长;有不同程度的肝性脑病,肝臭,则意味着孕妇合并重型肝炎,还可表现为黄染加深,嗜睡,烦躁,神志不清,甚至昏迷。慢性活动性肝炎病程常在半年以上,有乏力、厌食、腹胀、面色灰暗、"蜘蛛痣""肝掌"、肝脾大、肝功能持续异常等。合并妊娠期高血压疾病孕妇还会出现头痛、眼花,胸闷等自觉症状。妊娠中、晚期可触及肝大,并有肝区叩击痛,妊娠晚期因增大子宫的影响,肝脏触及不清。

(三)辅助检查

1.肝功能检查

血清谷丙转氨酶增高。血清总胆红素在171 μmol/L(10 mg/dL)以上,尿胆红素阳性。

2.血清病原学检测

甲型病毒性肝炎急性期患者血清中抗甲型肝炎病毒免疫球蛋白M阳性对早期诊断有意义。血清中出现抗丙型肝炎病毒抗体可诊断丙型病毒性肝炎。丁型病毒性肝炎患者血清中抗丁型肝炎病毒免疫球蛋白M阳性有助于早期诊断。

3.其他

其他检查除血常规、尿常规外,还包括纤维蛋白原、凝血酶原等凝血机制的检查。合并妊娠期高血压疾病者则要检查眼底情况,根据病情需要进行心功能、肾功能、胎儿胎盘功能的检查及监护。

四、处理原则

(一)妊娠期轻型肝炎

处理原则与非孕期患者相同。注意休息,避免劳累;加强营养,给予高蛋白、高维生素、足量碳水化合物、低脂饮食。积极保肝治疗,避免使用可能对肝脏有损害的药物(如雌激素、麻醉药、镇静药等)。注意预防感染,以防感染加重肝损害,有黄疸者立即住院,按重症肝炎处理。

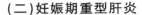

(二)妊娠期重型肝炎

保肝治疗,如高血糖素-胰岛素-葡萄糖联合应用、输新鲜血浆等有助于防止肝细胞坏死和促进肝细胞再生,补充凝血因子。积极预防和治疗肝性脑病,预防凝血功能障碍和肾衰竭。

(三)产科处理

(1)妊娠早期患急性肝炎若为轻症,应积极治疗,可继续妊娠;慢性活动性肝炎因对母儿威胁大,适当治疗后行人工流产;妊娠中、晚期尽量避免终止妊娠,避免手术、药物对肝脏的影响,以护肝治疗为主,加强母儿监测,适时终止妊娠。注意防治妊娠期高血压疾病,如病情无好转,可考虑终止妊娠。

(2)分娩期:备新鲜血。分娩前几日遵医嘱肌内注射维生素 K_1。严密观察产程,宫口开全后可行阴道助产缩短第二产程。防止产道损伤及胎盘残留,胎肩娩出后立即静脉注射缩宫素,以防产后大出血。重型肝炎者,经积极控制 24 小时后迅速终止妊娠,以剖宫产为宜,最好采取局麻,术后禁用哌替啶等镇痛药,以免加重肝脏负担使病情加剧,甚至死亡。术后继续行支持疗法和广谱抗生素预防感染。在临产前或手术前 4 小时应按医嘱停用肝素静脉滴注,否则引起创面渗血。

(3)产褥期:按医嘱选用对肝损害小的抗生素控制感染,防止肝炎病情恶化。不宜哺乳者应尽早回奶,回奶不宜使用对肝有损害的雌激素,可用芒硝外敷,或以生麦芽冲饮。新生儿应隔离 4 周,并接种乙肝疫苗,防止发病。

五、护理问题

知识缺乏、营养失调、焦虑。

(1)相关因素:患者缺乏有关病毒性肝炎感染途径、传播方式、自我保健及防治措施等方面的知识。感染肝炎后由于食欲缺乏、恶心、呕吐、营养摄入不足等导致营养低于机体需要量。由于孕妇和家属不了解疾病的相关知识而感到疾病的威胁,出现焦虑。

(2)主要表现:病毒性肝炎患者常有食欲减退、厌油、恶心、呕吐、腹胀和肝区不适的消化道症状。绝大多数孕妇缺乏肝炎的相关知识,不了解病毒性肝炎对母儿的危害及传播途径。轻者不在乎,重症者恐惧。对实施隔离措施不理解或误认为是不关心,极为反感。有些患者会担心孩子畸形,分娩时母儿不安全。由于不了解传播途径,个别家属因顾虑被传染,不敢多接触,因而对孕妇缺少关心和鼓励,也担心孕妇病情恶化,害怕母儿死亡。

（3）护理措施：根据以上表现进行评估并制定相应的护理措施。向孕妇及家属讲授卫生防病知识，使其了解不同类型肝炎的感染途径、传播方式、母婴传播特征等。促使孕妇学会自我保健，通过注意公共卫生及饮食卫生，阻止病从口入，预防肝炎的发生。肝炎患者常出现营养不良，应加强营养，摄入富含蛋白质、糖类和维生素的食物，多食优质蛋白、新鲜水果和富含纤维素的蔬菜，保持大便通畅，避免因营养不良增加对肝炎病毒的易感性。加强肝炎患者心理护理，向孕妇及家属讲解肝炎对母婴的影响，以及消毒隔离的重要性，积极争取患者及家属的理解与配合，帮助孕妇消除因患传染病而产生的焦虑和自卑心理。

（4）健康指导：向患者及家属介绍肝炎的有关知识，增强疾病预防意识。夫妻一方患肝炎，应使用避孕套防交叉感染。指导患者按医嘱使用免疫球蛋白预防感染，每1～2个月复查肝功能及肝炎病毒抗原抗体系统。给肝炎患者以营养指导。保证充足的休息，避免体力劳动。指导家属给予精神支持和生活照顾。产后提供母乳喂养的指导。

六、潜在并发症

（一）肝性脑病

1.相关因素

本病是由于肝功能严重受损，蛋白质代谢异常，肝脏的解毒功能降低，血氨增高及假神经递质等通过血-脑屏障导致中枢神经系统功能紊乱所致。

2.主要表现

主要表现为在肝病的基础上出现昏迷甚至死亡。前驱期表现为轻度性格改变和行为异常，如欣快激动或淡漠少言、衣冠不整或随地便溺。昏迷前期以意识错乱、睡眠障碍、行为异常为主要表现。病情进一步发展出现昏睡、昏迷。肝功能严重受损者有明显的黄疸、出血倾向和肝臭，易并发各种感染、肝肾综合征和脑水肿等。

3.护理措施

联合内科医师共同管理。控制血氨，限制蛋白质的摄入，每天<0.5 g/kg，增加糖类。保持大便通畅，减少和抑制氨及毒素的吸收。遵医嘱口服新霉素或甲硝唑抑制大肠埃希菌，减少游离氨及其他毒素的形成。严禁肥皂水灌肠。遵医嘱使用醋谷胺、精氨酸、六合氨基酸等，静脉滴注调整血清氨基酸的比值，使患者清醒。

4.健康指导

向患者及家属介绍肝性脑病的相关知识，指导其认识肝性脑病的各种诱发因素,自觉限制蛋白质摄入,不滥用对肝脏有损害的药物,保持大便通畅,避免各种感染等。使家属了解肝性脑病的早期征象,以便及时发现和诊治。指导按医嘱用药,了解药物的主要不良反应。

(二)产后出血

产后出血与肝功能受损,凝血因子生成过少有关。应注意检查孕妇的凝血功能,按医嘱临产前给予维生素 K_1 肌内注射,临产后配新鲜血备用,尽量缩短第二产程,按医嘱使用宫缩剂。

(三)预感性悲哀

其与肝炎病毒感染造成流产、死产、早产、胎儿感染等有关。

七、护理处理

(一)妊娠期

(1)做好卫生宣教,增强肝炎的预防意识。有甲型肝炎密切接触史的孕妇,接触后 7 天内可肌内注射丙种球蛋白 2~3 mL。其新生儿出生时和出生后 1 周各注射 1 次丙种球蛋白可以预防感染。预防乙型肝炎病毒母婴传播应从妊娠前开始,常规筛查夫妇双方乙型肝炎表面抗原,进一步检查无症状携带者的血清标志物。丙型肝炎尚无特异的免疫方法,减少医源性感染是预防丙肝的重要环节,对易感人群可用丙种球蛋白进行被动免疫,对抗丙型肝炎病毒抗体阳性母亲的婴儿,在 1 岁前注射免疫球蛋白可对婴儿起保护作用。已患肝炎的育龄妇女应避孕,根据病情,在医师指导下待肝炎痊愈后至少半年,最好 2 年再妊娠。

(2)加强围生保健,重视孕期监护,向孕妇及家属讲解肝炎与母婴的相互影响及利害关系,以及隔离可以避免传染他人的重要意义,取得孕妇及家属的理解与配合,消除孕妇因患传染病而产生的顾虑及自卑心理。因此,为预防交叉感染,应为肝炎患者备有专用的检查设备,检查完毕后,需用 1‰过氧乙酸浸泡检查者双手 5 分钟。对各种治疗及预防注射均应实行一人一针一管。

(3)定期产前检查,必要时与传染科共管。将肝功能及肝炎病毒血清学抗原、抗体检测列为产前检测常规,并定期复查。给予适当休息,补充足够的营养,摄取高蛋白、高碳水化合物和高维生素食物。使孕妇及家属理解药物治疗和调配营养具有同等重要性;增加食物的摄入量有保护肝及促进胎儿生长发育的作用,鼓励孕妇摄入足够的能量。

(4)预防妊娠期高血压疾病及贫血,防止病情加重。产前检查时如发现孕妇皮肤、巩膜黄染加深,尿色黄,皮肤瘙痒等,需按医嘱立即做辅助检查;如属病情加重则应及时住院治疗。如发现血压高、贫血等,应及早治疗,以免病情恶化。

(5)入院后进一步加强护理。专人护理,记录血压、脉搏、呼吸及出入量;予以低脂肪、低蛋白、高糖的类流质或流质饮食,保证能量为 6 276 kJ/d(1 500 kcal/d),并予以大量维生素;入院后按急诊配合医师处理,输新鲜血、人体清蛋白及凝血浆;有肝性脑病者,积极治疗 24 小时后,应尽快结束分娩。

(二)分娩期

(1)减轻孕妇的心理负担,将孕妇安排在有隔离设备的待产室及产房,主动关心孕妇,严密观察孕妇的一般情况,满足其生活需要;通过提供安全、舒适的环境和热情周到的服务,尽量解除孕妇因宫缩引起的紧张、恐惧和不适感,加强心理护理,消除孕妇因隔离而引起的孤独和自卑心理。

(2)在密切观察产程进展的同时注意孕妇的出血倾向。按医嘱于分娩前肌内注射、口服维生素 K 制剂,配新鲜血备用;测出、凝血时间及凝血酶原。

(3)经阴道助产者,缩短第二产程,减少孕妇体力消耗。乙型肝炎表面抗原和乙型肝炎 e 抗原阳性孕妇分娩时,应严格施行消毒隔离制度,防止产伤及新生儿损伤、羊水吸入等,以减少垂直传播。

(4)预防产后出血及感染。尽量减少产道的损伤,胎盘娩出后仔细检查,防止胎盘残留引起产后出血;整个过程应注意无菌操作规程,防止感染,注意产妇血压、神志、尿量情况,以防肝肾衰竭。

(三)产褥期

(1)按医嘱选用对肝损害小的抗生素控制感染,防止肝炎病情恶化。继续进行护肝治疗,保证孕妇的休息、营养,以防演变为慢性肝炎。

(2)观察子宫收缩及阴道流血情况,防产后出血。

(3)加强宣教,甲型肝炎急性期禁止哺乳。母血清乙型肝炎表面抗原、乙型肝炎 e 抗原、乙型肝炎核心抗体三项阳性及后两项阳性的孕妇,均不宜哺乳;乳汁乙型肝炎病毒脱氧核糖核酸阳性者不宜哺乳,新生儿接受免疫治疗者,建议仅乙型肝炎表面抗原阳性的母亲可以哺乳。提供人工喂养常识及技能,使产妇及家属理解并配合;指导产妇选择相应的避孕措施,以免再度怀孕影响身体健康,加重病情。

(4)新生儿出生后应隔离 4 周以进行常规免疫接种。新生儿出生后立即肌内注射乙肝免疫球蛋白 0.5 mL,生后 1 个月、3 个月再各肌内注射 0.16 mL/kg,可即刻获得被动免疫,减少或阻止乙型肝炎病毒进入肝脏,免疫率达 71%。或应用乙肝疫苗主动免疫,即新生儿出生后 24 小时内肌内注射乙型肝炎疫苗 30 μg,生后 1 个月、6 个月再分别注射 10 μg。新生儿对疫苗的免疫应答良好,体内产生乙型肝炎表面抗体,可有效保护肝脏不受乙型肝炎病毒感染,免疫率达 75%。联合免疫方法是乙型肝炎疫苗仍按上述方法进行,乙型肝炎免疫球蛋白改为出生后 6 小时内和出生后 3~4 周各肌内注射一次 0.5 mL。使有效免疫率达 95%。经全程阻断,于出生后 6 个月复查。我国的乙型肝炎疫苗作用能保证 5 年左右,故在进入小学之前建议应再一次加强免疫注射。

第二节　妊娠合并肾脏疾病

一、急性肾盂肾炎

妊娠合并肾脏疾病中最常见的是急性肾盂肾炎,其发病率为 1%~2%。病变常为双侧,若发病于单侧,则以右侧最多见。若治疗不及时、不彻底,可以反复发作致慢性肾盂肾炎。引起肾盂肾炎的细菌 80% 以上为革兰阴性杆菌,其中多数为大肠埃希菌。感染途径 85% 以上为上行性,少数通过淋巴或血行感染。

(一)妊娠期肾盂肾炎的患病因素

妊娠期,雌激素的作用使输尿管、肾盂、肾盏及膀胱肌层增厚,孕激素则使平滑肌松弛,输尿管扩张,蠕动减弱,尿流缓慢。若尿液在肾盂、输尿管及膀胱内潴留,易导致细菌繁殖而感染。由于结肠右曲与右侧肾脏之间有较多淋巴管相连,妊娠后肠蠕动缓慢,为细菌侵入泌尿系统提供了有利条件。妊娠期增大的子宫向上推移膀胱,易造成排尿不畅或尿潴留;子宫向右旋压迫盆腔入口处输尿管,形成机械性梗阻,尿液流通不畅,故右侧肾盂肾炎发病率高。

妊娠期尿液中葡萄糖、氨基酸及水溶性维生素等营养物质增多,有利于细菌生长。另外,女性尿道短,尿道口接近肛门,易被细菌污染。此外,妊娠期抵抗力降低和免疫性肾损害也是炎症发生的诱因。

(二)肾盂肾炎对妊娠的影响

妊娠早期急性肾盂肾炎若有高热,可引起流产或胎儿神经管发育缺陷,无脑儿的发病率明显增加。妊娠期急性肾盂肾炎有 3% 可能发生中毒性休克,引起早产、死胎。

(三)临床表现

妊娠合并肾盂肾炎常发生在妊娠中后期或产褥期。起病急骤,突然出现寒战、高热(体温常达 39～40 ℃,也可低热)、头痛、全身酸痛、无力、食欲减退、恶心、呕吐等症状。单侧或双侧腰痛或肾区不适,常有尿频、尿急、尿痛等膀胱刺激征。检查肾区有压痛及叩击痛,可有脓尿或血尿,但也有 7% 的孕妇为无症状性菌尿,又称隐匿性泌尿系统感染,即有真性菌尿而无尿路感染的症状,若不治疗 20%～40% 将发展为急性肾盂肾炎。

(四)诊断

根据临床表现,血液中白细胞和中性粒细胞增多,尿常规检查发现白细胞显著增加,有白细胞管型,尿细菌学检查阳性,确诊并不困难。

(五)治疗原则

一旦确诊应立即住院治疗。治疗原则是抗感染及保持尿液通畅。

1.急性期

应卧床休息,采用健侧卧位,以减少子宫对输尿管的压迫,使尿液引流通畅。多饮水,每天不少于 3 000 mL,保持 24 小时尿量在 2 000 mL 以上。

2.抗感染治疗

最好根据中段尿培养及药敏试验选择抗生素。选用抗革兰阴性杆菌、对胎儿无不良影响、肾毒性较小的抗生素,如氨苄西林、头孢菌素类药物,不宜用氯霉素、四环素、氟喹诺酮类,慎用氨基糖苷类等。此外,还可给予清热、泻火、利水、通淋为主的中药,如八珍汤加减等。

(六)护理问题

1.体温过高

体温过高与细菌感染有关。

2.排尿障碍

排尿障碍与泌尿系统感染有关,表现为尿频、尿急、尿痛。

3.知识缺乏

缺乏妊娠期预防尿路感染的卫生知识。

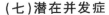

(七)潜在并发症

1.感染性休克

感染性休克与严重感染引起败血症有关,可表现为体温不升、低血压等。

2.贫血及血小板减少

贫血及血小板减少与大肠埃希菌内毒素所含脂多糖破坏红细胞有关。

3.慢性肾炎

慢性肾炎与急性肾炎治疗不彻底、反复发作有关。

(八)护理处理

1.妊娠期

(1)加强卫生宣教,指导孕妇注意个人卫生,勤换内衣裤,每天清洗外阴、肛周皮肤。便后用纸应自前向后,避免肠道细菌污染外阴,减少感染机会。

(2)注意加强营养,防止贫血,增强机体抵抗力。

(3)加强产前检查,重视孕期监护,常规检查尿常规,向孕妇及家属强调妊娠期泌尿系统感染的危害,对无症状细菌尿也必须坚持治疗,否则易发展成急性肾盂肾炎。同时对已存在的其他感染病灶要积极治疗。

(4)确诊后需入院治疗。急性发作期应卧床休息,尽量勿站立或坐直,保持心情舒畅,减少焦虑,以缓解尿路刺激征;尽量多饮水、勤排尿,以不断冲洗尿路,减少细菌在尿路停留。指导患者进行膀胱区按摩或热敷,以减少局部痉挛,减轻疼痛。给清淡、营养、易消化的饮食,促进大便通畅,避免肠道细菌侵入输尿管而引起感染。高热者补充水分,用冰敷、酒精擦浴等物理降温,或遵医嘱用药,注意观察体温、尿液变化,有无腰痛加剧等。

(5)遵医嘱使用肾毒性小、对孕妇和胎儿无影响的抗生素,向孕妇及家属讲解彻底治疗的重要性。急性肾盂肾炎经治疗体温虽降至正常,但尿中细菌未清除,不能急于停药,须经尿培养3次结果均为阴性后方可停药。

(6)注意胎心音变化及有无子宫收缩,教会孕妇自数胎动,急性期要警惕流产、早产、胎膜早破、胎死宫内等意外。

2.分娩期

(1)减轻孕妇心理负担,为孕妇提供安静、清洁、舒适的环境,指导孕妇注意外阴清洁,增加会阴清洗次数。

(2)定时测生命体征,严密观察产程进展,注意胎心音变化。

(3)尽量减少阴道检查次数,避免不必要的导尿操作,若必须进行阴道检查或导尿操作,应严格遵守无菌操作规程,避免将细菌带入阴道或尿道口,造成上行性感染。

3.产褥期

(1)加强产后护理,鼓励产妇产后 2~4 小时排尿,避免尿潴留。

(2)保持外阴清洁,每天外阴消毒至少 2 次,指导产妇垫消毒会阴垫,穿干净内裤,防止细菌滋长。

(3)指导产妇加强营养,增强抗病能力。对无症状菌尿或炎症未彻底治愈者,严格遵医嘱治疗。

二、慢性肾小球肾炎

慢性肾小球肾炎简称慢性肾炎,是一组以血尿、蛋白尿、高血压和水肿为临床表现的肾小球疾病。慢性肾炎可由于急性肾炎治疗不彻底转变而来,也有无急性肾炎病史,一经发现即为慢性阶段。肾穿刺活检发现妊娠合并高血压的患者中,20%有慢性肾脏的病变。

(一)妊娠对慢性肾炎的影响

妊娠期随着血容量的增加,肾血流量和肾小球的滤过率相应增加,孕中期肾血流量比非孕期增加 30%~50%,但孕期尿素氮及肌酐的产生不变,故孕期血尿素氮及肌酐的含量相对下降。非孕期血清尿素氮正常值上限为 4.64 mmol/L,4 个月后为 3.21 mmol/L;血清肌酐非孕期正常值上限为 61.88 μmol/L,孕期为 44.2~53.04 μmol/L。因此,孕妇有轻度肾功能损害时,血清尿素氮和肌酐仍然可以在正常范围,影响病情判断。

妊娠能使已有的慢性肾炎加重,肾功能轻度异常的患者,产后即恢复正常。由于妊娠期血液处于高凝状态,多种凝血因子增加,纤维蛋白原增加,而纤溶活性反而降低,使机体易发生纤维蛋白沉积和新月体的形成。如果并发高血压疾病,则使肾血管痉挛,肾血流量减少,这些都加重了肾脏受损,导致肾衰竭。严重肾功能异常者,妊娠后肾功能急剧恶化,产后很难恢复到妊娠前状况。

(二)慢性肾炎对妊娠的影响

慢性肾炎对母儿的影响根据病变程度、病程长短及有无并发症和合并症而定。病变早期病情轻,仅有蛋白尿,无高血压,血清肌酐不超过 132.6 μmol/L,则对母儿影响较小;但慢性肾炎病程长、病情重者,由于胎盘绒毛血管有纤维素样物质沉积,母体螺旋动脉硬化,胎盘供血不足,母儿物质交换受阻,影响胎儿宫内发育,另外由于肾脏病变使蛋白漏出,母体血浆蛋白低,也影响胎儿宫内发育,造成

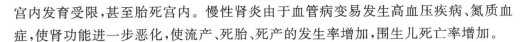

宫内发育受限,甚至胎死宫内。慢性肾炎由于血管病变易发生高血压疾病、氮质血症,使肾功能进一步恶化,使流产、死胎、死产的发生率增加,围生儿死亡率增加。

(三)临床表现

慢性肾炎一般病程较长,临床表现各不相同,差异较大。早期可无症状,仅出现轻度蛋白尿和镜下血尿。随着病变加重出现水肿、高血压、贫血,部分出现大量蛋白尿和肉眼血尿,甚至出现肾功能不全,自觉症状可有头痛、心悸、夜尿多等。

(四)诊断

根据既往有慢性肾炎病史,临床表现,尿液化验中有蛋白、管型及红细胞,血液检查血浆蛋白低,清蛋白/球蛋白(A/G)倒置,尿素氮增高,可诊断。但即使无肾炎病史,若妊娠 20 周以前出现水肿、蛋白尿、高血压,也应考虑慢性肾炎。若在妊娠晚期则易与妊娠期高血压疾病混淆。

(五)处理原则

(1)非孕期根据病情确定是否妊娠,有蛋白尿,血压高于 20.0/13.3 kPa(150/100 mmHg),或有氮质血症者不宜妊娠。由于妊娠合并严重慢性肾炎使孕妇肾脏负担加重,引起高血压,大多数中途流产或成为死胎,故已妊娠者,应及时终止妊娠。

(2)妊娠期轻症患者,绝大多数妊娠、分娩经过顺利,胎儿预后良好,可考虑继续妊娠。继续妊娠者按高危妊娠处理,提前住院,并同内科医师协同全面监护母儿情况;积极防治妊娠期高血压疾病,密切观察肾功能改变,若治疗过程中病情恶化,应及时终止妊娠。若孕妇病情稳定,胎儿生长良好,可于妊娠 38 周终止妊娠。但若胎盘功能减退,则应早期适时终止妊娠。

(六)护理问题

1.体液过多
体液过多与肾小球滤过率下降导致水、钠潴留等有关。

2.焦虑
焦虑与预后不良有关。

3.营养不良
营养不良与疾病致蛋白丢失有关。

(七)潜在并发症

1.有宫内发育迟缓、死胎的危险
有宫内发育迟缓、死胎的危险与胎盘功能减退、合并妊娠期高血压疾病等有关。

2.慢性肾衰

慢性肾衰与妊娠使疾病发展有关。

3.胎盘早剥

胎盘早剥与母体动脉硬化,引起胎盘毛细血管缺血坏死或破裂出血有关。

4.妊娠期高血压疾病

妊娠期高血压疾病与慢性肾炎血管病变有关。

(八)护理处理

1.妊娠期

(1)指导孕妇保证充足的休息。加强营养,低盐或无盐饮食,注意补充蛋白质和维生素,注意既满足妊娠需要而又不增加肾脏负担。

(2)加强孕期监护,严密观察病情变化,定期测体重、血压,协助医师定期监测血尿常规、血清肌酐和尿素氮,了解肾功能受损程度。

(3)密切观察胎儿生长发育及宫内情况,指导孕妇数胎动,注意胎心音变化,定期进行血或尿雌三醇测定、胎心监护及B超等,以了解胎盘功能并进行胎儿生物物理评分。

(4)注意观察有无早产征象,有无腹痛、阴道流血、胎动异常等胎盘早剥征象,有无头痛、头晕、胸闷、恶心及视物模糊等先兆子痫征象。如有异常,及时与医师联系,并做好积极治疗准备。

(5)对血压过高、水肿严重者,遵医嘱给降压、利尿药物;临产前后选择无肾毒性抗生素预防感染。

2.分娩期

专人陪护,减少孕妇焦虑,指导取左侧卧位,以改善胎盘血液循环,保证胎儿营养物质及氧气的供给。密切观察血压、胎心音和产程进展,积极防治胎盘早剥、子痫等并发症。积极做好各项抢救准备工作,如吸氧、注射降压及镇静药物等,进行急症剖宫产术前准备,为婴儿备好暖箱,做好复苏抢救、气管插管、给药等准备,做预防和抢救产后出血的准备。

3.产褥期

配合医师积极治疗肾脏疾病,以减缓病情恶化,定期检查肾功能变化及血压,指导避孕措施,必要时行绝育术。

第三节 妊娠合并泌尿道结石

妊娠合并泌尿道结石偶有见到,多以上尿路结石(肾与输尿管结石)为主。妊娠并不增加泌尿道结石的发生率,但妊娠期一旦合并泌尿道结石,处理上较非孕期困难。

一、妊娠与泌尿道结石的相互影响

一般认为,妊娠对泌尿道结石的病程并无多大影响,妊娠使输尿管受到机械性挤压,同时有泌尿道结石者,泌尿道感染的发生率明显增高,且感染不容易控制。需要联合用药或用药时间较长。如果出现急性尿路梗阻或剧烈绞痛,可使孕妇发生流产或早产。这种情况较为罕见。

二、临床表现及诊断

妊娠合并泌尿道结石的临床表现与非孕期基本相同,随结石形成的部位、形状、结石大小、是否合并梗阻或感染而异。由于结石的某些症状与有些产科并发症类似,并且妊娠期检测手段相对受限,增加了诊断上的难度。

上尿路结石,典型的症状为疼痛及血尿。疼痛常位于肋脊角、腰部或上腹部,可向下腹部、腹股沟、大腿内侧、阴唇放射,多为间歇性钝痛,也可呈绞痛发作。发作时常伴肉眼血尿或镜下血尿,偶尔血尿为无痛性。合并尿路感染时,可出现发热。下尿路结石,可表现为膀胱区疼痛、尿流突然中断和血尿,并发感染时可出现尿路刺激症状。当结石在肾与输尿管交汇部或向下移动时,可出现肾绞痛,患者疼痛难忍,大汗淋漓,辗转不安,呻吟不止,恶心呕吐,疼痛可沿侧腹部向下放射。

有泌尿道结石病史的孕妇,出现典型症状时,诊断比较容易。但是,在妊娠期,行腹部平片和静脉肾盂造影检查应慎重。多数需要结合临床表现、超声波及实验室检查做出判断。需与卵巢囊肿蒂扭转、巧克力囊肿破裂、胎盘早剥及早产引起的疼痛相鉴别,右侧肾绞痛还需与急性阑尾炎、胆囊炎、胆石症引起的疼痛相鉴别。

三、治疗

多饮水,保持日尿量在 3 000 mL 以上,配合利尿、解痉药物,可促使小结石排除。肾绞痛发作时可给予哌替啶 50 mg，或与异丙嗪 25 mg 并用肌内注射，症状无好转时每 4 小时重复注射一次。吗啡 10 mg 和阿托品 0.5 mg 联合肌内注射。硝苯地平 10 mg 每天 4 次或疼痛时即刻舌下含服也有很好的止痛效果。

超声波体外碎石是一种有效、安全、无创伤的治疗肾结石的方法，必要时可以使用。急性梗阻或剧烈绞痛上述治疗无效时，需要外科手术取石。无论采取哪种治疗方法，均应加强胎儿监护，注意预防早产，减少或避免应用对胎儿有不良影响的药物。

四、护理问题

（一）疼痛

疼痛与结石刺激引起的炎症、损伤及平滑肌痉挛有关。

（二）有感染的危险

有感染的危险与结石引起梗阻、尿液淤积和侵入性操作有关。

（三）体液不足

体液不足与呕吐、恶心和手术失血过多有关。

（四）知识缺乏

缺乏有关病因和预防复发的知识。

主要表现：妊娠合并泌尿道结石的临床表现与非孕期基本相同，随结石形成的部位、形状、结石大小、是否合并梗阻或感染而异。由于结石的某些症状与有些产科并发症类似，并且妊娠期检测手段相对受限，增加了诊断上的难度。上尿路结石，典型的症状为疼痛及血尿。下尿路结石，可表现为膀胱区疼痛、尿流突然中断和血尿，并发感染时可出现尿路刺激症状。

护理措施：针对上述护理问题的主要表现及相关因素进行动态评估，制定相应护理措施。详细询问病史，有无泌尿系梗阻、感染和异物史，有无甲状腺功能亢进、痛风、肾小管酸中毒、长期卧床病史。了解疼痛的性质、叩痛的部位，有无血尿、膀胱刺激症状和尿路感染。了解实验室和影像学检查以及有关手术耐受性检查，了解结石情况及对尿路的影响，判断总肾功能和各侧肾功能。了解各项检查的结果，判断患者有无体液及酸碱平衡失调。

健康指导：帮助患者和家属提高对结石造成的危害、治疗方法、康复知识、并发症的认知程度和心理承受能力，加强对胎儿的监护，注意预防早产，减少或避免应用对胎儿有不良影响的药物。

五、潜在的并发症

(一)出血

碎石或手术后可出现伤口渗血,表现为血尿,注意止血、补血。

(二)感染

孕期由于内分泌激素和尿路受压导致泌尿系统平滑肌松弛,输尿道蠕动减慢而易引起感染,另与结石引起梗阻、尿液淤积和侵入性操作有关。抗感染治疗,补足液体;高热不退应根据培养加药敏使用抗生素。

(三)休克

如为出血性休克,应输血、补液、抗休克,活动性出血应及时止血。感染性休克应加强抗感染和维持循环稳定。

六、护理处理

(一)肾绞痛的护理

发作期间应卧床休息,遵医嘱立即药物治疗及补液。

(二)促进排石

鼓励患者大量饮水,在病情允许的情况下,改变体位,以增强患者代谢,促进结石排出。

(三)病情观察

观察尿液内是否有结石排出,每次排尿于玻璃瓶内或金属瓶内,可看到或听到结石的排出。尿白细胞增多者,体温高或血白细胞计数增多者,需予以敏感抗生素,以控制感染。

七、健康教育

根据结石成分、代谢状态及流行病学因素,坚持长期预防,对延迟或减少结石复发十分重要。

(一)大量饮水

增加尿量,稀释尿液,可减少尿中晶体沉积。成人保证每天尿量在 2 000 mL 以上,尤其是睡前及半夜饮水效果更好。

(二)解除局部因素

尽早解除尿路梗阻、感染、异物等因素,可减少结石形成。

(三)饮食指导

根据结石成分调节饮食。含钙结石者应食用含纤维丰富的食物,限制含钙、草酸成分多的食物,避免大量摄入动物蛋白、精制糖和动物脂肪。浓茶、菠菜、番茄、土豆、莴笋等含草酸量高。牛奶、奶制品、豆制品、巧克力、坚果含钙量高。尿酸结石者不宜食含嘌呤高的食物,如动物内脏。

(四)药物预防

根据结石成分,血、尿钙磷,尿酸,胱氨酸和尿 pH,采用药物降低有害成分,碱化尿液,预防结石复发。维生素 B_6 有助于减少尿中草酸含量,氧化镁可增加尿中草酸溶解度。枸橼酸钾、碳酸氢钠等可使尿 pH 保持在 7 以上,对尿酸和胱氨酸结石有预防意义。口服氯化氨使尿液酸化,有利于防止感染性结石的生长。

(五)复诊

治疗后定期行尿液化验、B 超检查,观察有无复发和残余结石情况。若出现腰痛、血尿等症状,及时就诊。定期行产前检查。

第四节　妊娠合并急性胆囊炎和胆石症

妊娠期急性胆囊炎和胆石症的发病率仅次于急性阑尾炎,70% 急性胆囊炎患者合并胆石症。

一、妊娠与急性胆囊炎和胆石症的相互影响

妊娠期本病发生率并无增加,但妊娠对本病有重要影响:①在体内孕激素作用下,血液及胆汁内胆固醇浓度增加,胆酸、胆盐可溶性发生改变,使胆固醇容易析出形成结晶;②孕激素使胆道平滑肌松弛,胆囊排空能力减弱,胆汁淤积,容易导致胆固醇沉积形成结石;③雌激素降低胆囊黏膜上皮对钠的调节,使黏膜吸收水分能力下降,影响胆囊浓缩功能。胆囊炎和胆石症可发生于妊娠各个时期,但以妊娠晚期更多见。

妊娠期患急性胆囊炎有发生胆囊坏死、穿孔及形成胆汁性腹膜炎的倾向。发热及疼痛有引起胎儿窘迫及诱发宫缩引起流产、早产的危险。

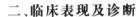

二、临床表现及诊断

妊娠期急性胆囊炎的表现与非孕期基本相同。在夜间或进油腻食物后发作,表现为突发右上腹绞痛,阵发性加重,疼痛可向右肩或右背部放射,常伴发热、恶心、呕吐。查体右上腹有压痛、肌紧张,有时深吸气时胆囊区有触痛反应(墨菲征阳性),部分患者在右肋下缘可触及紧张而有触痛的胆囊。B 型超声检查是首选的辅助检查,可见胆囊体积增大、壁厚,大部分患者显示有结石影像。白细胞计数升高,但常在妊娠期的正常范围内。肝功能异常表现为谷丙转氨酶和门冬氨酸转氨酶轻度升高。

应注意与妊娠急性脂肪肝,重度子痫前期,胃、十二指肠溃疡、穿孔,妊娠晚期阑尾炎,急性肠梗阻和急性胰腺炎等相鉴别。

三、治疗

(一)手术治疗

妊娠期急性胆囊炎通常与胆石症或胆道阻塞有关,处理原则基本上与非孕期相似,以手术治疗摘除胆囊为主。因保守治疗在孕期内有较高的复发率,且复发后更容易导致早产以及胆囊摘除术更加困难,目前多主张腹腔镜下行胆囊摘除术。术后继续抗感染治疗,继续妊娠者给予保胎治疗。

(二)非手术治疗

仅适用于病情较轻者或术前的治疗。

(1)饮食控制:发作期应禁食水,必要时胃肠减压。缓解期给予低脂肪、低胆固醇饮食。

(2)支持疗法:补充液体,纠正水、电解质紊乱及酸碱失衡。

(3)对症治疗:发作期给予解痉、镇痛药物,如阿托品,必要时肌内注射哌替啶。缓解期给予利胆药物。

(4)抗感染治疗:选用对胎儿影响小的广谱抗生素,如青霉素、氨苄西林、头孢菌素类等。

四、护理

(一)护理问题

1.疼痛

疼痛与胆道结石、胆道梗阻所致胆汁流出不畅及奥迪括约肌痉挛、胆道感染等有关。

2.体温过高

体温过高与胆道感染、炎症反应有关。

3.体液不足

体液不足与 T 管引流、感染性休克有关。

4.营养失调

营养低于机体需要与发热、恶心、呕吐、食欲缺乏、感染、手术创伤等有关。

5.皮肤完整性受损

皮肤完整性受损与皮肤瘙痒、引流液刺激等有关。

6.焦虑、恐惧

焦虑、恐惧与胆道疾病反复发作,担心预后等有关。

(二)护理措施

针对上述护理问题的主要表现及相关因素进行动态评估,制定相应护理措施。术前追问病史:有无反酸、嗳气、饭后饱胀、厌油腻食物或因此而引起腹痛发作史,有无呕吐蛔虫史,有无胆石症、胆囊炎和黄疸病史。家族中有无类似疾病史。注意禁食,必要时胃肠减压。术后对麻醉方式、术中情况进行了解,对放置腹腔引流管的患者,了解引流管放置的位置及作用。了解术后切口愈合情况、引流管是否通畅及引流液的颜色、性状及量等,是否发生并发症。

(三)健康指导

帮助患者对疾病的发展、医疗及护理措施进行了解。指导患者合理饮食,术中、术后预防性安胎治疗。继续妊娠者避免有毒、有害物质的影响,定期产前检查,动态严密观察胎心、胎动情况;终止妊娠者避孕半年,进行孕前咨询或检查。

五、潜在的并发症

(一)胆道出血

由于损伤或感染等原因导致肝内外血管和胆道之间形成病理性内瘘,血液经胆管而流入十二指肠,称为胆道出血,常见原因为胆道感染或胆道结石。主要临床表现为消化道出血和胆绞痛,出血量少可予以止血、输血等保守治疗;反复出血或出血量大,保守无效或病灶明确者行放射介入治疗、胆总管探查 T 管引流术、肝动脉结扎术。

(二)胆瘘

凡胆管、肝外胆管与周围脏器之间的异常通道都称为胆瘘,常见原因有胆囊管结扎不紧或忽略的远端梗阻、术中医源性损伤、腹腔镜下胆囊切除术中钛夹不紧等。以胆囊十二指肠瘘最多见,一般表现为慢性胆囊炎症状,排石时可引起胆石性肠梗阻,往往为反复发作性不完全性远端小肠梗阻,也可表现为完全性远端小肠梗阻。其次为胆囊结肠瘘,表现为高热、疼痛加剧,严重时可有轻度黄疸。胆管皮肤瘘,多发生在胆管手术后,切口愈合不佳,裂开后漏胆汁不止或引流管内引流量经久不减,拔除引流管后形成胆外瘘。治疗后,可在内镜下放置胆管支架或鼻胆管,使胆汁通畅引出,逐天减少瘘管瘘量而愈。瘘口大者行局部引流或置管行造瘘术。

(三)急性胆源性胰腺炎

本病以胆管系统结石最常见。主要临床表现为腹痛、胃肠道症状、发热、黄疸,严重时呈现腹膜炎体征、休克和重要脏器功能不全。治疗上采用"根治病因",即胆管疾病的治疗,主要采用内镜技术和手术治疗。

六、护理处理

(一)术前评估

1.心理护理

了解患者及其家属的心理反应,在与患者和家属建立良好沟通的基础上,做好解释安慰工作,稳定患者的情绪,减轻其焦虑;向患者和家属介绍有关妊娠期急性胆囊炎和胆石症的知识,讲解手术的必要性和重要性,提高他们的认识,使之积极配合治疗和护理。

2.加强病情的观察

定时测量体温、脉搏、血压和呼吸;加强巡视,观察患者的腹部症状和体征,尤其注意胎心和胎动及腹痛的变化;禁用镇静止痛剂,如吗啡等,以免掩盖病情。若患者腹痛加剧,出现发热及阴道流血、流水等,应及时通知医师。

3.避免增高肠内压力

疾病观察期间,患者禁食、输液、应用抗生素;禁服泻药及灌肠,以免肠蠕动加快,增高肠内压力,导致阑尾穿孔或炎症扩散。

(二)术后护理

1.密切监测生命体征及病情变化

定时测量体温、血压及脉搏,并准确记录;加强巡视,注意倾听患者的主诉,观察患者腹部体征的变化,及时发现异常,通知医师并配合治疗。

2.体征

患者全麻术后清醒或硬膜外麻醉平卧 6 小时后,血压、脉搏平稳者,改为半卧位,以减小腹壁张力,减轻切口疼痛,有利于呼吸和引流。

3.切口和引流管的护理

保持切口敷料清洁、干燥,及时更换有渗血、渗液污染的敷料;观察切口愈合情况,及时发现切口出血及感染征象。妥善固定引流管,防止扭曲、受压,保持通畅;经常从近端至远端挤压引流管,防止因血块或脓液而堵塞;观察并记录引流液的颜色、性状及量。如引流液量逐渐减少,颜色逐渐变淡至浆液性,患者体温及血象正常,可考虑拔管。

4.饮食

患者术后禁食、胃肠减压、静脉补液,待肠蠕动恢复、肛门排气后,逐步恢复经口饮食。

5.抗生素的应用

术后应用有效抗生素,控制感染,防止并发症发生。

6.保胎治疗

若继续妊娠,术后 3～4 天应给予抑制宫缩药及镇静药保胎治疗。

7.并发症的观察和预防

如黄疸、出血、胆漏及先兆流产、流产等并发症的防治。

七、健康教育

(1)指导患者术后饮食:指导患者选择低脂、高糖、高蛋白、高维生素、易消化的饮食,忌油腻食物及饱餐,避免暴饮暴食。

(2)非手术治疗的患者,应遵医嘱坚持治疗,按时服药,若出现腹痛、发热、黄疸、厌油腻等症状立即报告医师,并注意胎心、胎动情况。

(3)向带 T 管出院的患者解释 T 管的重要性,告知出院后的注意事项。

第五节 流 产

流产是指妊娠在 28 周前终止。分自然流产和人工流产,前者是胚胎或胎儿因某种原因不能健康发育,自然脱离母体而排出体外;后者是因某种原因应用人工方法终止妊娠,本节仅叙述自然流产。自然流产分为早期及晚期,妊娠 12 周以前为早期流产,12~28 周为晚期流产,自然流产的发生率为 10%~18%。是由多种原因造成的,大致分为以下几种原因。①遗传因素:基因异常是自然流产最常见的原因,早期流产因染色体异常者占 50%~60%。②免疫因素:妊娠后由于母儿双方免疫不适应,导致母体排斥胎儿而流产,近几年发现多种与流产有关的抗原、抗体。③母儿血型不合常是引起晚期流产的原因,如 ABO、Rh 血型不合。④外界因素:影响妊娠的外界因素很多,如孕妇接触有毒物质、放射线、创伤、机械性刺激等。⑤母体方面的因素多为全身性疾病,如急、慢性传染病,内分泌疾病,生殖器官疾病等。

一、护理评估

(一)病史

采集有无停经、早孕反应、阴道流血、阴道水样排液、组织物排出和腹痛史等,此为判断流产及识别流产类型的重要依据之一。

(二)身心状况

1.主要评估患者的生命体征

其包括体温、脉搏、呼吸、血压。

2.阴道流血的量及性状

阴道流血是否有血块、组织,量,味道,开始的时间及状况。

3.患者的一般情况

如面色、腹痛的程度、开始出现的时间及患者的心理状态。

(三)诊断检查

1.妇科检查

重点注意子宫颈口有无扩张,有无组织物堵塞,子宫大小是否与停经月份相符,子宫质地、有无压痛,双侧附件有无压痛等。

2.实验室检查

(1)尿妊娠试验,血清人绒毛膜促性腺激素测定,注意流产后血中人绒毛膜促性腺激素的消失约需 1 个月。

(2)抽血查血常规,以了解红细胞、白细胞、血小板、红细胞比容、血红蛋白。

3.B 超

其用来确定诊断并指导正确处理。

二、护理诊断

(一)有组织灌注量改变的危险

其与流产出血有关。

(二)有感染的危险

其与反复出血、抵抗力下降、宫腔内组织物残留、宫口扩张长时间不闭合、刮宫无菌操作技术不严等有关。

(三)自理能力缺陷

其与先兆流产保胎需绝对卧床休息、静脉输液有关。

(四)焦虑

其与腹痛、流血、担心保胎能否有效或胎儿健康是否受影响有关。

(五)预感性悲伤

其与即将失去胎儿有关。

三、护理目标

(1)经过恰当的医护处理后,患者能维持正常的生命体征。

(2)不出现感染的征象。

(3)患者在卧床期间的生活需要得到满足。

(4)患者情绪稳定,能积极配合治疗和护理。

四、护理措施

(一)一般护理

由于流产的类型不同,所采用的护理措施也不同,但均应卧床休息,禁止性生活,以减少刺激、避免宫缩。给予高蛋白、富含维生素和矿物质的食物,以满足母儿的营养需要。

(二)病情观察

对先兆流产和习惯性流产患者,要严密观察其阴道流血量及腹痛变化,经休息与治疗后阴道流血减少、腹痛消失,经辅助检查证实胎儿存活,说明保胎成功。反之,阴道流血增多、腹痛加重或有组织排出,提示已由先兆流产发展为难免流产。如果阴道流血量很多,应立即行阴道检查,以明确诊断,如出现休克,应遵医嘱输血、输液进行抢救,并立即行清宫术、止血,同时要检查有无胎盘、胚胎组织排出。

对稽留流产、感染性流产患者要注意观察其全身症状,如体温升高、脉搏加快、白细胞计数增高、子宫压痛、阴道分泌物增多且有臭味,应通知医师给予抗感染治疗,防止引起盆腔炎、腹膜炎、败血症等。

(三)对症护理

各种类型的流产孕妇往往情绪紧张,尤其对期望妊娠和习惯性流产的孕妇,一旦发现有流产先兆,情绪非常紧张、烦躁,甚至伤心。对这类孕妇,护士应关心、同情、给予安慰,使孕妇了解情绪紧张是促使流产的重要因素,调整宽松心情,保持稳定情绪,安心休养,是保胎的重要条件,使其主动配合治疗。

(四)治疗护理

先兆流产除注意休息外,要按医嘱给予药物治疗,对黄体功能不足者可给黄体酮 20 mg 肌内注射,也可给人绒毛膜促性腺激素 1 000 U 肌内注射,以促进黄体的分泌,以及口服维生素 E、叶酸等。对习惯性流产,应根据流产的原因进行治疗。子宫颈功能不全者应在妊娠 12~20 周行子子宫颈缝合术,术后要注意观察流产先兆,进行保胎治疗。若治疗失败,应及时拆除缝合线,以免造成子宫颈裂伤;若手术成功,应提前入院,待分娩发动前拆除缝线。

流产感染,应先用抗生素治疗控制感染后再行清宫术;如阴道流血量多,则应与医师配合,在抗生素治疗的同时用卵圆钳将宫腔内容物夹出止血,但不宜用刮匙搔刮宫腔,以免感染扩散,待感染控制后再行清宫术。

五、评价

流产经治疗成功后要做好孕妇保健,注意适当的休息和营养,定期进行检查,在医师的指导下进行孕期自我监护,以期待胎儿正常发育。经治疗失败者,因失血、身体虚弱,除注意休息与营养外,要注意会阴部清洁,每天以消毒剂洗外阴,在子宫没有复旧前禁止性生活。

第六节　产　褥　感　染

产褥感染是指产褥期内因生殖道受病原体侵袭而引起全身和局部的感染。产褥病率是指产后 24 小时以后的 10 天内,每天用口表测量体温 4 次,每次间隔 4 小时,其中有两次或两次以上体温升高,≥38℃。产褥病率多由产褥感染所引起,亦可由泌尿系统感染、呼吸系统感染及乳腺炎等引起。产褥感染是常见的产褥期并发症,其发病率 1%～7.2%,目前仍然是我国孕产妇死亡的主要原因之一。

一、病原体

(1)需氧菌。①链球菌:以溶血性链球菌致病性最强,能产生多种外毒素和溶组织酶,使病变迅速扩散,引起严重感染,是外源性产褥感染的主要病原菌。②杆菌:以大肠埃希菌、克雷伯菌属、变形杆菌属多见,这些细菌能产生内毒素,引起菌血症和感染性休克。③葡萄球菌:主要为金黄色葡萄球菌和表皮葡萄球菌,多为外源性感染。

(2)厌氧菌感染通常为内源性,来源于宿主全身的菌群,厌氧菌感染的主要特征为化脓,有明显的脓肿形成及组织破坏。①球菌:以消化球菌和消化链球菌最常见。②杆菌属:常见的厌氧性杆菌有脆弱类杆菌。这类杆菌多与需氧菌和厌氧性球菌混合感染,形成局部脓肿,产生大量脓液,有恶臭味。③梭状芽胞杆菌:主要是产气荚膜杆菌,可以产生两种毒素,一种毒素可溶解蛋白质而产气,另一种毒素可引起溶血。

(3)支原体与衣原体。

二、护理评估

(一)健康史

详细了解妊娠及分娩经过,评估产妇个人卫生习惯,询问产妇有无贫血、营养不良等慢性疾病,有无生殖道、泌尿道感染病史,了解此次分娩是否有胎膜早破、产程延长、手术助产、产前及产后出血等。

(二)生理状况

1.症状

发热、疼痛、异常恶露为产褥感染的三大主要症状。由于感染部位、程度、扩散范围不同,其临床表现也不同。依感染发生部位,分为外阴伤口、阴道、子宫颈、子宫切口局部感染,急性子宫内膜炎,急性盆腔结缔组织炎,急性输卵管炎,急性盆腔腹膜炎,血栓性静脉炎,脓毒血症及败血症等。

2.体征

患者多有体温升高。依感染部位不同,可有局部红肿、疼痛,恶露增加,下腹部压痛、反跳痛、肌紧张,肠鸣音减弱或消失,下肢水肿、皮肤发白、疼痛,甚至寒战、高热、脉搏细速、血压下降等感染性休克征象。

3.辅助检查

(1)实验室检查:血常规示白细胞计数增高,尤其是中性粒细胞计数明显升高。

(2)影像学检查:B型超声、彩色多普勒超声、CT、MRI等能够对感染形成的炎性包块、脓肿及静脉血栓做出定位及定性诊断。

(3)细菌培养和药敏试验:通过宫腔分泌物、脓肿穿刺物、后穹隆穿刺物做细菌培养和药敏试验,确定病原体及敏感的抗生素。

(三)心理-社会因素

产妇有无焦虑、抑郁、烦躁、依赖等心理问题及对产褥感染的认识程度和家庭支持度。

(四)高危因素

(1)胎膜早破,羊膜腔感染,绒毛膜羊膜炎。产前破膜时间越长,产褥感染的发病率越高。

(2)孕期存在细菌性阴道炎。

(3)产时过多的肛查及阴道操作。

(4)阴道手术助产、宫腔探查:一方面手术操作将细菌带入产道,增高感染概率;另一方面由于产道损伤概率增高,有利于细菌向组织深部侵犯。

(5)产道损伤:多部位产道裂伤及裂伤的程度与产褥感染发生率呈正相关。

(6)产程延长、胎盘残留等因素。

(7)剖宫产:剖宫产术后,产褥感染概率较阴道分娩显著增高,感染程度也较阴道分娩重。

(8)贫血,产时、产后的出血过多,营养不良,肥胖,妊娠期高血压疾病,慢性疾病而致机体抵抗力低下者。

(9)近临产前性交、盆浴。

三、护理诊断

(一)疼痛

其与会阴或腹部伤口感染有关。

(二)体温过高

其与产褥感染有关。

（三）焦虑

其与严重产褥感染、哺乳困难、母婴分离、需要未得到满足有关。

（四）母乳喂养中断

其与产褥感染、体温过高、母亲用药需要有关。

（五）知识缺乏

其与缺乏有关产褥感染和预防措施的知识、缺乏有关挤乳知识和贮存母乳的知识有关。

（六）自理能力缺陷

其与体力下降、疼痛、不适、严重焦虑有关。

（七）有体液不足的危险

其与高热有关。

（八）睡眠状态紊乱

其与患者焦虑、伤口疼痛、不适等有关。

四、护理目标

（1）了解产妇和家属的心理状态，并给予心理支持，缓解其不良情绪。

（2）鼓励产妇与新生儿的情感交流，增强产妇的自信心。

（3）母婴分离者，及时提供新生儿的信息，减轻产妇因母婴分离而导致的焦虑情绪。

（4）指导产妇保持会阴清洁，如勤换会阴垫、便后清洁会阴等。

（5）指导患者采取半坐卧位，以利于恶露的引流，防止感染扩散。

（6）教会患者识别产褥感染复发征象，如恶露异常、发热、腹痛等，如有异常，及时就诊。

五、护理措施

（1）保持病室的安静、清洁、空气新鲜，每天通风 2 次，每次15～30 分钟，并注意保暖。

（2）饮食：鼓励患者进高蛋白、高能量、高维生素、易消化的食物，增加机体的抗病能力。

（3）鼓励患者多饮水，必要时可输液补充体液。

（4）提供母婴接触的机会，减轻其顾虑，为婴儿提供良好的照顾，鼓励家属及

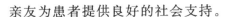

亲友为患者提供良好的社会支持。

（5）养成良好的个人卫生习惯，做好会阴、乳房、全身皮肤清洁卫生，保持卫生垫或卫生巾干净、干燥并及时更换，保持床单的清洁，勤更换衣裤，保持清洁。

（6）加强宣教，临产前2个月避免性生活及盆浴，解答产妇及家属提出的疑问并提供相关知识，如产褥感染的症状、治疗，如何配合治疗护理。

（7）及时做好各种病情的观察记录，包括生命体征，子宫复旧，恶露的量、色、气味，腹部体征，会阴伤口情况。

（8）限制活动量，取半坐卧位，以便恶露引流和使炎症局限于盆腔内。保持引流的通畅，保证产妇有足够的休息和睡眠。

（9）遵医嘱正确使用抗生素，补充足够水分、电解质，以维持机体水、电解质平衡。

（10）如患者外阴有伤口，每天大小便后应用1∶5 000的高锰酸钾温水溶液擦洗，可用红外线照射会阴15～20分/次，每天两次。

（11）如出现高热、恶心、呕吐等症状，分别按症状护理，解除或减轻患者不适。

（12）加强无菌操作，严格消毒隔离，防止院内感染。

（13）健康指导。①产后注意休息、营养和适当的活动，指导产妇定期复查。②教会产妇自我观察，识别产褥感染复发征象，如恶露异常、腹痛、发热，如有异常及时就诊。③注意个人卫生，会阴部要保持清洁干净，勤换卫生巾，清洗会阴的用物要清洁和消毒，不要盆浴，可采用淋浴。④指导正确的母乳喂养，保持乳腺通畅，正确护理乳房。⑤出院后将患者交社区医疗单位进行随访指导。

第五章　儿科护理

第一节　小儿急性阑尾炎

急性阑尾炎是儿童常见的急腹症,可发生于任何年龄,新生儿及婴幼儿阑尾炎也有报道。临床表现多变易被误诊,若能正确处理,绝大多数患儿可以治愈,但如延误诊断治疗,可引起严重并发症,甚至造成死亡。

一、临床特点

(1)腹痛:多起于脐周或上腹部,呈阵发性加剧,数小时后腹痛转移至右下腹,右下腹压痛是急性阑尾炎最重要的体征,压痛点常在脐与右髂前上棘连线中、外1/3交界处,也称麦氏点,需反复3次测得阳性体征才能确诊。盆腔阑尾炎、腹膜后阑尾炎及肥胖小儿压痛不明显。穿孔时腹痛突然加剧。

(2)呕吐:早期常伴有呕吐,吐出胃内容物。

(3)发热:早期体温正常,数小时后渐发热,一般在38 ℃左右,阑尾穿孔后呈弛张型高热。

(4)局部肌紧张及反跳痛:肌紧张和反跳痛是壁腹膜受到炎症刺激的一种防御反应,提示阑尾炎已到化脓、坏疽阶段。右下腹甚至全腹肌紧张及反跳痛,提示伴有腹膜炎。阑尾坏疽或穿孔引起腹膜炎时,患儿行走时喜弯腰,卧床时爱双腿卷曲。阑尾脓肿时除高热外,炎症刺激直肠可引起里急后重、腹泻等直肠刺激症状。并发弥散性腹膜炎时可出现腹胀。

(5)腹部肿块:腹壁薄的消瘦患儿可在右下腹触及索条状的阑尾。阑尾脓肿时可在右下腹触及一包块。

(6)直肠指检:阑尾脓肿时直肠前壁触及一痛性肿块,右侧尤为明显。

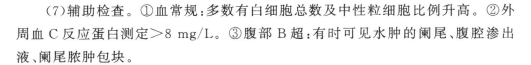

（7）辅助检查。①血常规：多数有白细胞总数及中性粒细胞比例升高。②外周血 C 反应蛋白测定＞8 mg/L。③腹部 B 超：有时可见水肿的阑尾、腹腔渗出液、阑尾脓肿包块。

二、护理评估

（一）健康史

了解患儿有无慢性阑尾炎史及胃肠道疾病史，询问腹痛出现的时间、部位，有无呕吐、发热等。

（二）症状、体征

评估腹部疼痛的部位、性质、程度及伴随症状，有无反跳痛及阵发性加剧，麦氏点有无压痛，有无恶心、呕吐及发热。

（三）社会、心理

评估患儿及家长对突然患病并需立即进行急诊手术的认知程度及心理反应。

（四）辅助检查

根据血常规、C 反应蛋白、腹部 B 超结果评估疾病的严重程度。

三、常见护理问题

（1）疼痛：与阑尾的炎症刺激及手术创伤有关。

（2）体温过高：与阑尾的急性炎症有关。

（3）体液不足：与禁食、呕吐、高热及术中失血、失液有关。

（4）合作性问题：感染、粘连性肠梗阻。

四、护理措施

（一）术前

（1）监测体温、心率、血压，评估疼痛的部位、程度、性质、持续时间及伴随症状。

（2）患儿取半卧位，在诊断未明确前禁用止痛剂，以免掩盖病情。

（3）开放静脉通路，遵医嘱及时补液、应用抗生素，并做好各项术前准备。

（4）与患儿及家长进行交谈，消除或减轻对疾病和手术恐惧、紧张、焦虑的心情。

(二)术后

(1)术后麻醉清醒、血压稳定后取半卧位,以促进腹部肌肉放松,有助于减轻疼痛,同时使腹膜炎性渗出物流至盆腔,使炎症局限。

(2)咳嗽、深呼吸时用手轻按压伤口。遵医嘱准确使用止痛剂后需观察止痛药物的效果。

(3)指导家长多安抚患儿,讲故事、唱儿歌,以分散患儿注意力。

(4)监测体温,体温>39 ℃时给物理降温或药物降温,并观察降温的效果。

(5)监测血压、心率、尿量,评估黏膜和皮肤弹性,观察有无口渴。

(6)肠蠕动恢复后,开始进少量水,若无呕吐再进流质饮食、软食,并逐渐过渡到普通饮食。

(7)保持伤口敷料清洁、干燥,观察伤口有无红肿、渗出,疼痛有无加重。

(8)观察肠蠕动恢复情况及腹部体征有无变化,鼓励并协助患儿床上活动,术后 24 小时后视病情鼓励早期下床活动,以防止肠粘连。若患儿术后体温升高或体温一度下降后又趋上升,并伴有腹痛、里急后重、大便伴脓液或黏液,应考虑为盆腔脓肿的可能。

(三)健康教育

(1)患儿及家长对手术易产生恐惧、忧虑,并担心手术预后,护理人员应热情接待患儿,耐心讲解疾病的发生、发展过程及主要治疗手段等,以减轻患儿及家长的顾虑,积极配合医护人员。

(2)在术前准备阶段,认真向患儿及家长讲解术前各项准备的内容如备皮、皮试、禁食、禁水、术前用药的目的、注意事项,以取得患儿及家长配合。

(3)术后康复过程中,护理人员应始终将各项术后护理的目的、方法向患儿及家长说明,共同实施护理措施,以取得良好的康复效果。

五、出院指导

(1)饮食适当增加营养,指导家长注意饮食卫生,给患儿准备易消化的食物如稀饭、面条、肉末、鱼、蛋、新鲜蔬菜、水果等,饮食要定时定量,避免过饱。

(2)伤口护理:保持伤口的清洁干燥,勤换内衣,伤口发痒时忌用手抓,以防破损、发炎。

(3)鼓励适度的活动,以促进伤口愈合,预防肠粘连,但应避免剧烈活动,以防止伤口裂开。

(4)注意个人卫生,保持室内通风、清洁,防止感冒、腹泻等疾病的发生。

（5）如患儿出现腹痛、腹胀、发热、呕吐或伤口红、肿、痛等情况需及时去医院就诊。

第二节 小儿麻疹

一、概述

麻疹是由麻疹病毒引起的一种具有高度传染性的急性出疹性呼吸道传染病。临床上以发热、结膜炎、上呼吸道炎、口腔麻疹黏膜斑及全身斑丘疹为主要表现。麻疹传染性极强，每年全球有数百万人发病，儿童病死达140万人之多。接种麻疹减毒活疫苗可预防其流行。该病已被国际消灭疾病特别工作组列入全球性可能消灭的8种传染病之一。

麻疹病毒侵入上呼吸道、眼结膜上皮细胞和附近的淋巴结，在其内繁殖并侵入血流形成第1次病毒血症，被单核吞噬细胞系统吞噬后送到全身淋巴组织、肝、脾等器官，并在其内大量繁殖后再次侵入血流，引起第2次病毒血症，从而出现广泛的病变。病毒血症持续到出疹后第2天，以后渐愈。麻疹的病理特征是受病毒感染的细胞增大并融合形成多核巨细胞。其细胞大小不一，内含数十至百余个核，核内外有病毒集落（嗜酸性包涵体）。患者是唯一的传染源，从发病前2天至出疹后5天具有传染性；如合并肺炎，传染性可延长到出疹后10天。病毒借飞沫直接传播，间接传播少见。任何季节均可发病，以冬、春季多见。该病传染性极强，人群普遍易感，易感者接触后90%以上发病，但病后能获持久免疫。由于母体抗体能经胎盘传给胎儿，因而麻疹多见于6个月以上的小儿，6个月至5岁小儿发病率最高。自麻疹疫苗普遍接种以来，发病的周期性消失，发病年龄后移，青少年及成人发病率相对上升，育龄妇女患麻疹增多，将导致先天麻疹和新生儿麻疹发病率上升。

二、护理评估

（一）临床症状评估与观察

1.询问患儿病史及起病原因

评估发病情况，有无卡他症状和皮疹，是否接种过麻疹疫苗，有无麻疹患者接触史,以往有无麻疹发病史或其他急、慢性疾病史。近期有无服用易发皮疹的药物。

2.评估症状、体征

潜伏期 6～18 天,接受过免疫者可延长至 3～4 周。病程分 3 期。

(1)前驱期:一般 3～4 天,有发热、上呼吸道炎和口腔麻疹黏膜斑。此期患儿体温逐渐增高达 39～40 ℃,伴头痛、咳嗽、打喷嚏、眼睑浮肿、结膜充血、畏光并流泪(或呈浆液脓性分泌物)、咽部充血。此期尤以眼部症状突出,并可以上眼睑边缘见到一条明显充血红线,对诊断麻疹极有帮助。另外在上下磨牙相对应的颊黏膜上,可出现 0.5～1 mm 的灰白色小点,周围有红晕。

(2)出疹期:一般 3～5 天。当呼吸道症状及体温达高峰时患儿开始出现皮疹。皮疹初见于耳后发际,2～3 天渐延及面、颈、躯干、四肢、手心及足底。始为淡红色的斑丘疹,压之褪色,直径 2～4 mm,散在分布,不伴痒感,疹间皮肤正常。病情严重时皮疹常融合,呈浅红色,皮肤水肿,面部浮肿变形。此期全身中毒症状加剧,可因高热引起谵妄、嗜睡,可发生腹痛、腹泻和呕吐,并伴有全身淋巴结及肝、脾大,同时咳嗽也加剧,肺部可闻湿啰音,X 线检查肺纹理增多。

(3)恢复期:一般 3～5 天。皮疹按出疹顺序消退,同时有米糠样脱屑及褐色色素沉着,经 1～2 周消退。此期体温下降,全身情况好转。

少数患者,病程呈非典型经过。体内尚有一定免疫力者呈轻型麻疹,症状轻,常无黏膜斑,皮疹稀而色淡,疹退后无脱屑和色素沉着,无并发症。此种情况多见于潜伏期内接受过丙种球蛋白或成人血注射的患儿。体弱、有严重继发感染者呈重型麻疹,持续高热,中毒症状重,皮疹密集融合,常有并发症或皮疹骤退、四肢冰冷、血压下降等循环衰竭表现。此外,注射过减毒活疫苗的患儿还可出现无典型黏膜斑和皮疹的无疹型麻疹。

在麻疹病程中患儿可并发肺炎、中耳炎、喉炎、气管及支气管炎、脑炎、营养不良和维生素 A 缺乏等,并可使原有的结核病恶化。麻疹病毒引起的间质性肺炎常在出疹及体温下降后消退。而继发细菌和感染性肺炎时,肺炎症状加剧,常易并发脓胸、脓气胸。在并发喉炎、气管及支气管炎时,由于小儿呼吸道的解剖生理特点,可发生呼吸道阻塞。

3.评估心理、社会因素

典型患者经治疗很快恢复,但应注意评估家长对麻疹护理知识的了解程度。重症病例应注意评估家长有无焦虑、家庭的护理能力等。

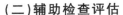

(二)辅助检查评估

1.血常规检查

白细胞减少,淋巴细胞相对增多。中性粒细胞增加,提示继发感染。

2.病毒免疫学检查

结果用免疫荧光染色,在脱落的细胞中可见麻疹病毒,有早期诊断价值。用酶联免疫吸附试验检测血清中特异性免疫球蛋白 M 和免疫球蛋白 G 抗体,在出疹后 3 至 4 天,特异性免疫球蛋白 M 阳性率达 97%。

3.其他检查

心电图、脑电图、胸部 X 线片检查。

三、护理问题

(一)体温过高

体温过高与病毒血症、继发感染有关。

(二)皮肤完整性受损

皮肤完整性受损与麻疹病毒感染有关。

(三)营养失调

营养低于机体需要量与消化吸收功能下降、高热消耗增多有关。

(四)有感染的危险

有感染的危险与免疫功能下降有关。

(五)潜在并发症

1.肺炎

肺炎与免疫抑制、继发细菌感染有关。

2.喉炎

喉炎与麻疹病毒感染和继发细菌感染有关。

3.脑炎

脑炎与麻疹病毒感染波及脑组织有关。

四、护理措施

(1)维持正常体温:绝对卧床休息至皮疹消退、体温正常为止。室内宜空气新鲜,每天通风 2 次(避免患儿直接吹风以防受凉),保持室温于 18～22 ℃,相对湿度 50%～60%。衣被穿盖适宜,忌捂汗,出汗后及时擦干并更换衣被。监测体温,观察热型。高热时可予物理降温,如减少被盖、温水擦浴等;慎用退热剂,忌用醇浴、冷敷,以免影响透疹,导致并发症。

(2)保持皮肤、黏膜的完整性。

加强皮肤的护理:保持床单位整洁干燥和皮肤清洁,在保温情况下,每天用温水擦浴更衣一次(忌用肥皂),腹泻患儿注意臀部清洁,勤剪指甲,防止抓伤皮肤继发感染。及时评估透疹情况,如透疹不畅,可用鲜芫荽煎水服用并抹身。须防烫伤,以促进血循环,使皮疹出齐、出透,平稳度过出疹期。

加强五官的护理:室内光线宜柔和,常用生理盐水清洗双眼,再滴入抗生素滴眼液或眼膏(动作应轻柔,防眼损伤),可加服维生素 A 预防眼干燥症。防止呕吐物或泪水流入外耳道发生中耳炎。及时清除鼻痂,翻身拍背助痰排出,保持呼吸道通畅。加强口腔护理,多饮白开水,可用生理盐水或复方硼砂溶液含漱。

(3)保证营养的供给:发热期间给予清淡、易消化的流质饮食,如牛奶、豆浆、蒸蛋等,常更换食物品种,少量多餐,以增加食欲、利于消化。多喂开水及热汤,利于排毒、退热、透疹。恢复期间应添加高蛋白、高维生素的食物。指导家长做好饮食护理,无须忌口。

(4)注意病情的观察:麻疹并发症多且重,为及早发现,应密切观察病情。出疹期如透疹不畅、疹色暗紫,持续发热、咳嗽加剧、鼻扇喘憋、发绀,为并发肺炎的表现,重症肺炎可致心力衰竭。患儿频咳、声嘶,甚至哮吼样咳嗽、吸气性呼吸困难、三凹征,为并发喉炎表现。患儿出现嗜睡、惊厥、昏迷为脑炎表现。

(5)预防感染的传播:麻疹是可以预防的,为控制其流行,应加强社区人群的健康宣教。

管理好传染病:对患儿宜采取呼吸道隔离至出疹后 5 天,有并发症者延至出疹后 10 天。接触的易感儿隔离观察 21 天。

切断传播途径:病室要注意通风换气,进行空气消毒,患儿衣被及玩具曝晒 2 小时,减少不必要的探视,预防继发感染。因麻疹可通过中间媒介传播,如被患者分泌物污染的玩具、书本、衣物,经接触可导致感染,所以医务人员接触患儿后,必须在日光下或流动空气中停留 30 分钟以上,才能再接触其他患儿或健康易感者。流行期间不带易感儿童去公共场所,托幼机构暂不接纳新生。

保护易感儿童:为提高易感者免疫力,对 8 个月以上未患过麻疹的小儿可接种麻疹疫苗。接种后 12 天血中出现抗体,1 个月达高峰,故易感儿接触患者后 2 天内接种有预防效果。对年幼、体弱的易感儿肌内注射入血丙种球蛋白或胎盘球蛋白,接触后 5 天内注射可免于发病,6 天后注射可减轻症状,有效免疫期

3～8周。由于麻疹疫苗免疫接种后阳转率不是100％,且随时间延长,免疫效果可变弱,1989年美国免疫咨询委员会提出:4～6岁儿童进幼儿园和小学时,应第二次接种麻疹疫苗;进入大学的年轻人要再次进行麻疹免疫。急性结核感染者如需注射麻疹疫苗应同时进行结核治疗。

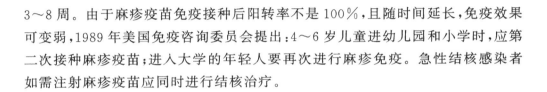

第三节　儿童糖尿病

一、疾病概述

糖尿病是一种以高血糖为主要生化特征的全身慢性代谢性疾病,儿童时期的糖尿病主要是指在15岁以前发生的糖尿病。

(一)病因及危险因素

目前广泛接受的观点认为胰岛素依赖型糖尿病(insulin-dependent diabetes mellitus,IDDM)是在遗传易感性基因的基础上,导致β细胞的损伤和破坏,最终致胰岛β细胞功能衰竭而起病。但是,在以上各因素中还有许多未能完全解释的问题。根据目前的研究成果概述如下。

1.遗传因素

IDDM和非胰岛素依赖型糖尿病(noninsulin-dependent diabetes mellitus,NIDDM)的遗传性不同。根据同卵双胎的研究,证明NIDDM的患病一致性为100％,而IDDM的仅为50％,说明IDDM是除遗传因素外还有环境因素作用的多基因遗传病。

2.环境因素

多年来不断有报告IDDM的发病与多种病毒的感染有关,如风疹病毒、腮腺炎病毒、柯萨奇病毒等感染后发生IDDM的报告。动物实验表明有遗传敏感性的动物仅用喂养方法即可使发生糖尿病。总之环境因素可能包括病毒感染、环境中化学毒物、营养中的某些成分等都可能对带有易感性基因者产生β细胞毒性作用,激发体内免疫功能的变化,最后导致IDDM的发生。严重的精神和身体压力,应激也能使IDDM的发病率增高。

3.免疫因素

最早发现新起病IDDM患者死后尸检见胰岛有急性淋巴细胞和慢性淋巴细

胞浸润性胰小岛炎改变,继之发现 IDDM 患者血中有抗胰岛细胞抗体,抗胰岛细胞表面抗体、抗胰岛素抗体等多种自身抗体,现在倾向于认为抗胰岛细胞抗体等是胰岛细胞被破坏的原因。还发现患者的淋巴细胞可抑制胰岛 β 细胞释放胰岛素。辅助 T 细胞/抑制 T 细胞的比值增大,K 杀伤细胞增多等。另外还证明了患者体内 T 淋巴细胞表面有一系列的有功能性的受体,以及有免疫应答抗原的 T 细胞增多等免疫功能的改变。对免疫功能变化的机制也提出不同的学说。总之 IDDM 患者免疫功能的改变在发病中是一个重要的环节。

(二)病理生理和分类

1.病理生理

IDDM 主要为胰岛 β 细胞破坏,分泌胰岛素减少引起代谢紊乱。胰岛素对能量代谢有广泛的作用,激活靶细胞表面受体,促进细胞内葡萄糖的转运,使葡萄糖直接供给能量,转变为糖原,促进脂肪合成,抑制脂肪的动员。胰岛素还加强蛋白质的合成,促进细胞的增长和分化。促进糖酵解,抑制糖异生。IDDM 患者胰岛素缺乏,进餐后缺少胰岛素分泌的增加,餐后血糖增高后不能下降,血糖浓度超过肾糖阈值而出现尿糖,体内能量丢失,脂肪分解代谢增加,酮体产生增多(图 5-1)。

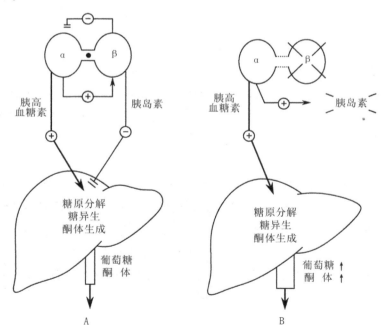

图 5-1　胰岛素和胰高糖素与能量代谢的关系

另外糖尿病时反调节激素如胰高糖素、肾上腺素、生长激素的增多,加重了代谢的紊乱,使糖尿病发展为失代偿状态。反调节激素促进糖原分解、糖异生增加,脂肪分解旺盛,产生各种脂肪中间代谢的产物和酮体。由于高血糖、高血脂和高酮体血症引起渗透性利尿,而发生多尿、脱水、酸中毒。由于血浆渗透压增高而产生口渴多饮,体重明显减低。

酮症酸中毒时大脑功能受损伤,氧利用减低,逐渐出现嗜睡、意识障碍,进而昏迷。酸中毒严重时 CO_2 潴留,为了排出较多的 CO_2,呼吸中枢兴奋而出现不规则的深快呼吸(库斯莫尔呼吸),呼吸中的丙酮产生特异的气味(腐烂水果味)。

2.分类(表 5-1,表 5-2)

表 5-1　儿童糖尿病的分类

胰岛素依赖型糖尿病(1 型糖尿病)(insulin dependant diabetes mellitus,IDDM)	Ⅰ A 型是指由于因遗传基因、免疫因素和环境因素共同参与起病的,是 IDDM 的代表 Ⅰ B 型是指家族性自身免疫性疾病中的 IDDM,是自身免疫疾病的一部分
非胰岛素依赖型糖尿(2 型糖尿病)(noninsul in dependant diabetes mellitus,NIDDM)	有肥胖型和大肥胖型之分,过去 NIDDM 发生儿童期时称为儿童(青少年)开始的成人糖尿病(maturity onset diabetes mellitus of youny,MODY),MODY 一词未完全舍弃。这是属于常染色体显性遗传。但儿童期 2 型糖尿病也有散发病例
营养不良有关的糖尿病(malnutrition related diabetes mellitus,MRDM)	可见有胰腺纤维钙化或胰岛钙化并有蛋白质缺乏的病史
其他型	包括胰腺疾病、内分泌病、药物或化学物直接引起的糖尿病,以及某些遗传综合征、胰岛素受体异常等引起的糖尿病
葡萄糖耐量损伤(inparial glucose tdarance,IGT)	儿童时期所患糖尿病绝大多数(90% 以上)是胰岛素依赖型糖尿病Ⅰ A 型(IDDM,Ⅰ A 型),Ⅰ A 依赖是指患者必须用注射胰岛素治疗才能防止发生糖尿病酮症酸中毒昏迷和死亡

表 5-2　1 型糖尿病与 2 型糖尿病的区别

鉴别项目	1 型	2 型
发病原因	免疫与遗传	遗传与生活方式
发病年龄	青少年	中老年
发病方式	急	缓慢或无症状
体重情况	多偏瘦	多偏胖

鉴别项目	1型	2型
胰岛素分泌	绝对缺乏	相对缺乏或胰岛素抵抗
酮症酸中毒	容易发生	不易发生
一般治疗	注射胰岛素	口服降糖药
胰岛素释放试验	空腹血胰岛素及C肽低于正常，且进食后不增高者	空腹血胰岛素及C肽正常、增高或稍低，进食后有增高但高峰值延迟

(三)临床症状和体征

IDDM 常为急性起病，多数患者可由于感染、情绪激惹或饮食不当等诱因起病，出现多饮、多尿、多食和体重减轻的症状，全称为 IDDM 的"三多一少"症状。但是，婴儿多尿、多饮不易被发觉，很快即可发生脱水和酮症酸中毒症状。幼年儿童因夜尿增多可发生遗尿。多食并非患者必然出现的症状，部分儿童食欲正常或减低，体重减轻或消瘦很快，疲乏无力、精神萎靡亦常见。如果有多饮、多尿又出现呕吐、恶心、厌食或腹痛、腹泻和腿痛等症状则应考虑并发糖尿病酮症酸中毒。糖尿病酮症酸中毒重者表现为严重脱水、昏迷、皮肤弹性差、口干舌燥、口唇樱红、眼眶深陷、呼吸深快、呼出气有烂水果的丙酮味。病情严重时出现休克，表现为脉快而弱、肢凉、血压下降。发热、咳嗽等呼吸道感染或皮肤感染、阴道瘙痒和结核病可与糖尿病并存。病程较久，对糖尿病控制不好时可发生生长落后、身矮，智能发育迟缓，肝大称为糖尿病侏儒(莫里亚克综合征)。晚期可出现白内障、视力障碍、视网膜病变，甚至双目失明。还可有蛋白尿、高血压等糖尿病肾病，最后致肾衰竭。

(四)常见并发症

1.急性并发症

(1)酮症酸中毒：IDDM 患者在发生急性感染、延误诊断、过食或中断胰岛素治疗时均可发生酮症酸中毒，临床表现如前述。年龄越小酮症酸中毒的发生率越高。新的 IDDM 患者以酮症酸中毒起病时可误诊为肺炎、哮喘、败血症、急腹症和脑膜炎等，应予以鉴别。酮症酸中毒血糖增高可 >28.0 mmol/L(500 mg/dL)，血酮体可 >10 mmol/L(200 mg/dL)，血酮体中不仅有乙酰乙酸，β-羟丁酸和丙酮，还有多种脂肪酸代谢的中间产物的许多酮体，如 α-戊酮，3-戊烯-2 酮等大分子酮体及脂肪酸如己二酸，癸二酸等均明显增高。糖尿病患者酮症酸中毒时的脂肪代谢紊乱较为复杂。酮症酸中毒时血 pH 下降，HCO_3^- 减少，血钠、钾、氯亦低于正常,有的治疗前血钾不低,用胰岛素治疗后血钾迅速降低。尿酮体定性试验阳性反应可较弱或(一),经初步治疗后乙酰乙酸产生增多,尿酮体反应反而增强。

(2)低血糖:糖尿病用胰岛素治疗后发生低血糖是由于胰岛素用量过多或注射胰岛素后未能按时进餐,出现心悸、出汗、饥饿感、头晕和震颤等,严重时可发生低血糖昏迷甚至惊厥;抢救不及时可引起死亡。反复低血糖发作可导致脑功能障碍或发生癫痫。

(3)感染:IDDM 为终身疾病,随时可发生各种感染的可能,包括呼吸道、泌尿系及皮肤等急、慢性感染。每当有轻度感冒时亦可使病情加重,严重感染时可发生中毒性休克,如果只注重感染的治疗,忽视对糖尿病的诊断和治疗,可造成严重后果,应予以警惕。

(4)糖尿病高渗性非酮症性昏迷:儿童 IDDM 时少见,患者多数先有神经系统的疾病。高血糖非酮症性昏迷诊断为糖尿病高渗性非酮症昏迷时必须是发生在原患有糖尿病的患者,应与医源性由于注射高张葡萄糖盐水等引起的高血糖渗性昏迷相鉴别。糖尿病高渗性昏迷时血糖常>54 mmol/L(1 000 mg/dL),血 $Na^+>145$ mmol/L,血浆渗透压>310 mmol/L,有时可>370 mmol/L,有脱水及昏迷,但血、尿酮体不明显增高,无酸中毒、治疗需用等渗液或低于血浆渗透压 40 mmol/L(20 mOsm/L)的高渗液体,如血浆渗透液>370 mmol/L(370 mOsm/ng)时用>330 mmol/L 的高渗液。胰岛素用量应小、血糖降低速度应慢,防止血糖迅速下降使血浆渗透压降低太快引起脑水肿。本症病死率较高。

2.慢性并发症

糖尿病的慢性并发症有:牙周脓肿,肺结核,肾病,麻木、神经痛,脑梗死、脑出血,白内障、视网膜病变出血,心肌梗死、心绞痛、高血压症,便秘、腹泻,感染,坏疽、截肢等。

二、治疗概述

IDDM 是终身的内分泌代谢性疾病,治疗的目标是使患者达到最佳的"健康"状态。IDDM 的治疗是综合性的,包括合理应用胰岛素、饮食管理和增强身体的适应能力,还应加强精神心理的治疗。

在 IDDM 的治疗过程中应定期(出院后 1~2 周一次,稳定后 2~3 个月一次)复诊,复诊前检查当天餐后 2 小时血糖,前一天留 24 小时尿测尿糖定量,有条件的每次应测糖化血红蛋白,使糖化血红蛋白<10.5％,平均血糖<11.1 mmol/L(200 mg/dL)。患者备有自动血糖仪时每天应测血糖 4 次,至少测 2 次,无血糖仪者每次餐前及睡前测尿糖共 4 次。每次复诊应测血压。每年检查眼底一次。

(一)胰岛素的治疗

胰岛素是 IDDM 治疗能否成功的关键。胰岛素的种类、剂量、注射方法都影响疗效,胰岛素的制剂近年来有许多新产品,注射方法也有多样。

1.胰岛素制剂和作用

世界各国胰岛素的产品共有数十种,从作用时间上分为短效、中效和长效 3 类。从制剂成分上分由猪或牛胰岛提取的胰岛素,基因工程重组脱氧核糖核酸合成的纯人胰岛素和半人工合成的,改造猪胰岛素为人胰岛素(置换胰岛素结构中的一个氨基酸)4 类。中国目前只有短效的胰岛素(rogular insulin,RI)和长效的鱼精蛋白锌胰岛素(protamine zinc insulin,PZI),近年来常有进口的中效胰岛素(neutral pratamine Hagedorn,NPH)和其他纯品人胰岛素。

2.胰岛素开始治疗时的用量和调整

IDDM 患儿每天胰岛素的需要量一般为 $0.4 \sim 1.0$ U/(kg·d),治疗开始的第 1 天以 $0.5 \sim 0.6$ U/kg 计算较安全。将全天量平均分为 4 次于每餐前及睡前加餐前 30 分钟注射。每天的胰岛素总量分配:早餐前 $30\% \sim 40\%$,中餐前 $20\% \sim 30\%$,晚餐前 30%,临睡前 10%。糖尿病初患者一开始也用 NPH 60% 和 RI 40% 的量分二次注射,早餐前用全天量的 2/3,晚餐前用 1/3 量。早餐前注射的胰岛素提供早餐和午餐后的胰岛素,晚餐前注射的胰岛素提供晚餐后及睡前点心直至次日晨的胰岛素。根据用药日的血糖或尿糖结果调整次日的胰岛素。RI 分 $3 \sim 4$ 次注射时胰岛素用量的调节应根据前一天上午第一段尿糖及午餐前尿糖或血糖调节次日早餐前 RI 量或调整早餐;根据前 1 天晚餐后一段尿糖及睡前尿糖或血糖调节晚餐前 RI 剂量或调整晚餐。病情稳定后有波动时应从饮食、感染、气候和情绪的变化先找原因,再调整胰岛素和病因治疗(表 5-3)。

3.胰岛素注射笔或注射泵强化胰岛素的治疗

胰岛素注射笔是普通注射器的改良,用喷嘴压力和极细针头推进胰岛素注入皮下,可减少皮肤损伤和注射的精神压力,此法方便且无痛,所用胰岛素 RI 和长效胰岛素(与注射笔相适用的包装),以普通注射器改用胰岛素笔时应减少原胰岛素用量的 $15\% \sim 20\%$,仔细监测血糖和尿糖进行调整。连续皮下输入胰岛素(continuous subcatanous insulin infusion,CSⅡ)是用胰岛素泵持续的输入基础量的胰岛素,用 RI 和 NPH 较稳定,于每餐前加注 RI。CSⅡ可能使血糖维持在正常水平,开始应住院观察,调整剂量,用量一般为平常量的 80%,基础输入量为总量的 40%,早餐前加量 20%,午餐和晚餐前各加 15%,睡前加餐时为 10%。餐前加量应在进餐前 20～30 分钟输入,应特别注意早晨 3 时和 7 时的血糖,及时发现索莫吉现象及黎明现象。

表 5-3　常用注射胰岛素剂型及作用时间

剂型	作用类别	注射途径	作用时间		
			开始	最强	持续
普通速效胰岛素(RI)	速效	皮下	0.5	3～6	6～8
		静脉	即刻	0.5	1～2
中效胰岛素(NPH)	中效	皮下	2	8～12	18～24
鱼精蛋白锌胰岛素(PZI)	长效	皮下	4～6	14～20	24～36
混合(RI+PZI)		皮下	0.5～1	2～8	24～36
混合(RI+NPH)		皮下	0.5～1	2～8	18～24

(二)饮食治疗

IDDM 的饮食治疗目的也是为了使血糖能稳定的控制在接近正常水平,以减少并发症的发生,糖尿病儿童的饮食应是有一定限度的计划饮食,并与胰岛素治疗同步。

每天总热量以糖占 55%～60%,蛋白质 10%～20%,脂肪 30%～35% 的比例计算出所需的糖、蛋白质和脂肪的量(克)。脂肪应是植物油(不饱和脂肪)避免肥肉和动物油。全日热量分为 3 餐和 3 次点心,早餐为每天总热量的 25%,午餐 25%,晚餐 30%,3 餐间 2 次点心各 5%,睡前点心(加餐)10%。每餐中糖类是决定血糖和胰岛素需要量的关键。

(三)运动治疗

运动是儿童正常生长和发育所需要的生活内容的一部分,运动对糖尿病患儿更有重要意义。运动可使热量平衡并能控制体重,运动能促进心血管功能,改进血浆中脂蛋白的成分,有利于对抗冠心病的发生。运动时肌肉消耗能量比安静时增加 7～40 倍。能量的来源主要是由脂肪代谢所提供和肌糖原的分解;运动使肌肉对胰岛素的敏感性增高,从而增强对葡萄糖的利用,有利于血糖的控制。运动的种类和剧烈的程度应根据年龄和运动能力进行安排,有人主张 IDDM 的学龄儿童每天都应参加 1 小时以上的适当运动。运动时必须做好胰岛素用量和饮食的调节,运动前减少胰岛素用量或加餐。糖尿病患者应每天固定时间运动,并掌握食入热量、胰岛素的用量和运动量之间的关系。

三、护理评估、诊断和措施

(一)家庭基本资料

1.家族史

遗传因素。

2.家庭经济状况

对糖尿病长期治疗过程有参考价值。

3.体重的变化情况

糖尿病对体重有严重的影响,尤其是 1 型糖尿病患儿发病前体重多为正常或偏低,发病后体重明显下降,合理治疗后体重可恢复正常。

4.用药史

了解求医过程,用药情况,做好药物管理。

(1)指导患儿正确服药,并尽量避免或纠正药物的不良反应。

(2)正确抽吸胰岛素,采用 1 mL 针筒,以保证剂量绝对准确。长、短效胰岛素混合使用时,应先抽吸短效胰岛素,再抽吸长效胰岛素,然后混匀。切不可逆行操作,以免将长效胰岛素混入短效内,影响其速效性。

(3)掌握胰岛素的注射时间:普通胰岛素于饭前半小时皮下注射,鱼精蛋白锌胰岛素在早餐前 1 小时皮下注射。根据病情变化,及时调整胰岛素的用量。

5.不典型症状

(1)日渐消瘦:由于胰岛素缺乏,葡萄糖氧化生能减少,组织分解代谢加强,动用体内脂肪及蛋白质,因此患儿日见消瘦,经胰岛素治疗后,能很快恢复正常。

(2)不易纠正的酸中毒:婴儿发病常误诊为消化不良、脱水及酸中毒,输入大量碳酸氢钠、葡萄糖及盐水等,不但酸中毒未能纠正,还可能出现高钠、高血糖昏迷。有的患儿酸中毒出现呼吸深长,误诊为肺炎而输入抗生素及葡萄糖而延误诊治。

(3)酷似急腹症:急性感染诱发糖尿病酮症酸中毒时可伴有呕吐、腹痛、发热、白细胞增多,易误诊为急性阑尾炎等急腹症。文献上曾有误诊而行手术者。

(二)健康管理

1.有感染的危险

呼吸道、泌尿系统、皮肤感染等,应避免不同病种交叉感染,定期查血象,以免感染导致酮症酸中毒等并发症的发生。

（1）相关因素：与抵抗力下降有关。

（2）护理诊断：有感染的危险。

（3）护理措施：预防感染，患儿在住院期间无感染的症状和体征。①定期为患儿洗头，洗澡，勤剪指甲。注重患儿的日常清洁。②保持患儿的口腔清洁，指导患儿做到睡前、早起要刷牙，必要时可给予口腔护理。③每天为患儿清洗外阴部，并根据瘙痒的程度，酌情增加清洗次数。做好会阴部护理，预防泌尿道感染。④预防外伤：告知患儿不可赤脚走路，不可穿拖鞋外出。要求患儿尽量不使用热水袋，以防烫伤。做好瘙痒部位的护理，以防抓伤。⑤做好保暖工作，预防上呼吸道感染。对于已发生感染的患儿，应积极治疗。而对未发生感染的患儿，可预防性地使用抗生素，预防感染。

2.潜在并发症：酮症酸中毒

患儿发生急性感染、延误诊断、过食或中断胰岛素治疗时均可发生酮症酸中毒。

（1）相关因素：酮症酸中毒与过食导致酸性代谢产物在体内堆积有关。

（2）护理诊断：潜在并发症——酮症酸中毒。

（3）护理措施：患儿在住院期间未发生酮症酸中毒，患儿发生酮症酸中毒后及时发现并处理。①病情观察：密切观察患儿血糖、尿糖、尿量和体重的变化。必要时通知医师，予以处理。监测并记录患儿的生命体征、24小时液体出入量、血糖、尿糖、血酮、尿酮以及动脉血气分析和电解质变化，防止酮症酸中毒发生。②确诊酮症酸中毒后，绝对卧床休息，应立即配合抢救治疗。③快速建立2条静脉通路，1条为纠正水、电解质及酸碱平衡失调，纠正酮症症状，常用生理盐水20 mL/kg，在30分钟到1小时内输入，随后根据患儿的脱水程度继续输液。另1条静脉通路遵医嘱输入小剂量胰岛素降血糖，应用时抽吸剂量要正确，最好采用微泵调节滴速，保证胰岛素均匀输入。在输液过程中随酸中毒的纠正、胰岛素的输入，钾从细胞外进入细胞内，此时可出现致死性的低血钾，因此在补液排尿后应立即补钾。对严重酸中毒患儿（pH＜7.1）可给予等渗碳酸氢钠溶液静脉滴注。静脉输液量及速度应根据患儿年龄及需要调节并详细记录出入水量，防止输液不当引起的低血糖、低血钾、脑水肿的发生。④协助处理诱发病和并发症，严密观察生命体征、神志、瞳孔，协助做好血糖的测定和记录。每次排尿均应检查尿糖和尿酮。⑤饮食护理：禁食，待昏迷缓解后改糖尿病半流质饮食或糖尿病饮食。⑥预防感染：必须做好口腔及皮肤护理，保持皮肤清洁，预防压疮和继发感染，女性患者应保持外阴部的清洁。

3.潜在并发症:低血糖

患儿主诉头晕,面色苍白、心悸、出冷汗等低血糖反应,胰岛素注射过量或注射胰岛素后未按时进食所导致。

(1)相关因素:低血糖或低血糖昏迷与胰岛素过量或注射后进食过少有关。胰岛素注射剂量应准确,注射后需按时进食。

(2)护理诊断:潜在并发症——低血糖。

(3)护理措施:患儿在住院期间未发生低血糖,患儿发生低血糖后及时发现并处理,教会患儿及家属处理低血糖的急救方法。

病情监测:低血糖发生时患儿常有饥饿感,伴软弱无力、出汗、恶心、心悸、面色苍白,重者可昏迷。睡眠中发生低血糖时,患儿可突然觉醒,皮肤潮湿多汗,部分患儿有饥饿感。

预防:应按时、按剂量服用口服降糖药或注射胰岛素,生活规律化,定时定量进餐,延迟进餐时,餐前应少量进食饼干或水果。运动保持恒定,运动前适量进食或适当减少降糖药物的用量。经常测试血糖,尤其注射胰岛素者及常发生夜间低血糖者。

低血糖的紧急护理措施包括以下几点。①进食含糖食物:大多数低血糖患儿通过进食含糖食物后 15 分钟内可很快缓解,含糖食物可为 2～4 块糖果或方糖,5～6 块饼干,一匙蜂蜜,半杯果汁或含糖饮料等。②补充葡萄糖:静脉推注 50%葡萄糖40～60 mL 是紧急处理低血糖最常用和有效的方法。胰高血糖素 1 mg肌内注射,适用于一时难以建立静脉通道的院外急救或自救。

(4)健康教育:教育患儿及家长知道发生低血糖的常见诱因,其一是胰岛素应用不当,其中胰岛素用量过大是最常见的原因。低血糖多发生在胰岛素最大作用时间内,如短效胰岛素所致低血糖常发生在餐后 3 小时左右;晚餐前应用中、长效胰岛素者易发生夜间低血糖。此外还见于注射胰岛素同时合用口服降糖药,或因运动使血循环加速致注射部位胰岛素吸收加快,或胰岛素种类调换如从动物胰岛素转为人胰岛素时,或胰岛素注射方法不当,如中、长效胰岛素注射前未充分混匀,剂量错误等。其二是磺胺类口服降糖药剂量过大。其三是饮食不当,包括忘记或延迟进餐、进食量不足或食物中碳水化合物过低,运动量增大的同时未相应增加食物量、减少胰岛素或口服降糖药物的剂量以及空腹时饮酒过量等。

4.有体液不足的危险

患儿多尿,且消耗较高,易有体液不足。

(1)相关因素:与血糖升高致渗透性利尿有关。

(2)护理诊断:有体液不足的危险。

(3)护理措施:患儿在住院期间体液平衡。①检测血糖和血电解质。②关心患儿主诉。③尤其是运动过后,必须及时补充水分,以防意外。

(三)营养代谢:营养不良

食物偏好,食欲的变化。

(1)相关因素:与胰岛素缺乏致体内代谢紊乱有关。

(2)护理诊断:营养失调,低于机体需要量。

(3)护理措施:患儿饮食均衡,尽早治疗使获得适当的生长与发育。①用计划饮食来代替控制饮食。以能保持正常体重,减少血糖波动,维持血脂正常为原则,指导患儿合理饮食。②多食富含蛋白质和纤维素的食物,限制纯糖和饱和脂肪酸。鼓励患儿多食用粗制米、面和杂粮,饮食需定时定量。③为患儿计算每天所需的总热量,儿童糖尿病患者热量用下列公式进行计算:全日热量＝1 000＋年龄×(80～100),热量略低于正常儿童,不要限制太严,避免影响儿童生长发育,并予以合理分配。全天量分 3 餐,1/5、2/5、2/5,每餐留少量食物作为餐间点心。详细记录患儿饮食情况,游戏、运动多时给少量加餐(加 20 g 碳水化合物)或减少胰岛素用量。

(四)排泄:排尿异常

患儿夜尿多,有的尿床,有些家长发现尿甜、尿黏度增高。女孩可出现外阴瘙痒。皮肤疖、痈等感染亦可能为首发症状。

(1)相关因素:与渗透性利尿有关。

(2)护理诊断:排尿异常与渗透性利尿有关。

(3)护理措施:未发生排尿异常。①观察有无多尿、晚间有无遗尿。②了解尿液的色、质、量及尿常规的变化并做相应记录。

(五)感知和认知:焦虑

糖尿病需要长期坚持治疗,易产生心理负担。

(1)相关因素:执行治疗方案无效,担心预后。

(2)护理诊断:焦虑,与担心预后有关。执行治疗方案无效,与知识缺乏及患儿的自控能力差有关。

(3)护理措施:能接受和适应此疾病,积极配合检查和治疗。

心理护理:关心患儿,耐心讲解疾病相关知识,认真解答患儿提出的问题,帮助患儿树立起生活的信心。教会患儿随身携带糖块及卡片,写上姓名、住址、病名、膳食治疗量、胰岛素注射量,以便救治。

做好健康教育:①告知患儿父母糖尿病是一终身疾病,目前尚不能根治。但若血糖控制良好,则可减少或延迟并发症的发生和发展,生长发育也多可不受影响。②正确饮食。正确饮食是控制血糖的关键,与疾病的发展有密切的关系。要教会父母为患儿计算每天饮食总量并合理安排。每餐中糖类是决定血糖和胰岛素需要量的关键。不同食物的血糖指数分为低、中、高 3 类。注意食物的色、香、味及合理搭配,督促患儿饮食定时定量。当患儿运动多时,应给予少量加餐或减少胰岛素用量。③注意防寒保暖,及时为孩子添加衣服。注重孩子的日常清洁,勤洗澡,勤洗头,勤换衣,勤剪指甲。预防外伤,避免孩子赤脚走路,以免刺伤;避免孩子穿拖鞋外出,以免踢伤。使用电热毯或热水袋时,应避免孩子烫伤。若孩子已有感染,则应积极治疗。④监督并指导孩子正确使用药物。抽吸胰岛素时应采用 1 mL 注射器以保证剂量绝对准确。根据不同病期调整胰岛素的用量,并有计划的选择注射部位进行注射。注射时避免注入皮内致组织坏死。每次注射需更换部位,注射点至少相隔 2 cm,以免局部皮下脂肪萎缩硬化。注射后应及时进食,防止低血糖。⑤若备有自动血糖仪,则应每天测血糖 4 次,至少测 2 次,无血糖仪者每次餐前及睡前测尿糖共 4 次。24 小时尿糖理想应 <5 g/24 h,最多不应超过 20 g/24 h,每年检测血脂 1 次包括胆固醇、甘油三酯、高密度脂蛋白和低密度脂蛋白,血脂增高时改进治疗方案。每次复诊应测血压。每年检查眼底一次。⑥应定期(出院后 1～2 周一次,稳定后 2～3 个月一次)带孩子去医院复诊,复诊前检查当天餐后 2 小时血糖,前一天留 24 小时尿测尿糖定量,有条件的每次应测糖化血红蛋白,使糖化血红蛋白 <10.5%,平均血糖 <11.2 mmol/L(200 mg/dL)。⑦学会用班氏试剂或试纸法做尿糖检测。每周为孩子测一次体重,若体重改变 >2 kg,应及时去医院就诊。⑧指导孩子健康生活,让孩子进行适量的运动,例如步行,以利于降低血糖,增加胰岛素分泌,降低血脂。⑨教会家属观察低血糖和酮症酸中毒的表现,以便及时发现孩子的异常,同时掌握自救的方法,并给予积极的处理。⑩为孩子制作一张身份识别卡,并随时提醒孩子携带糖块和卡片外出。给予孩子足够的关心,帮助孩子树立生活的信心,使孩子能正确面对疾病,并积极配合治疗。

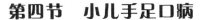

第四节　小儿手足口病

一、疾病概述

(一)概念和特点

手足口病是肠道病毒引起的常见传染病之一,以婴幼儿发病为主。多数患儿表现为手、足、口腔等部位的皮疹、疱疹,大多预后良好。但少数患儿可表现为严重的中枢神经系统损害,引起神经源性肺水肿、无菌性脑膜炎、急性迟缓性麻痹等,病情进展迅速,病死率高。

(二)发病机制与相关病理生理

手足口病是肠道病毒包括柯萨奇病毒 A16 和肠道病毒 EV71 引起的小儿急性传染病,发病人群主要为婴幼儿、学龄前儿童,多发生于夏秋季。口腔溃疡性损伤和皮肤斑丘疹为手足口病的特征性病变。光镜下斑丘疹可见表皮内水疱,水疱内有中性粒细胞嗜酸性粒细胞碎片,水疱周围上皮有细胞间和细胞内水肿,水疱下真皮有多种白细胞的混合型浸润。电镜下可见上皮细胞内有嗜酸性包涵体。脑膜脑炎表现为淋巴细胞性软脑膜炎,脑灰质和白质血管周围淋巴细胞、浆细胞浸润,局灶性出血和局灶性神经细胞坏死以及胶质反应性增生。心肌炎表现为局灶性心肌细胞坏死,偶见间质淋巴细胞和浆细胞浸润。肺炎表现为弥漫性间质淋巴细胞浸润、肺泡损伤、肺泡内出血和透明膜形成,可见肺细胞脱落和增生,有片状肺不张。

(三)临床特点

手足口病的潜伏期多为 2～10 天,平均 3～5 天。

1.一般症状

急性起病,发热,口腔黏膜、手、足和臀部出现斑丘疹、疱疹,疱疹周围可有炎性红晕,疱内液体较少。可伴有咳嗽、流涕、食欲缺乏等症状。部分病例仅表现为皮疹或疱疹性咽峡炎。多在 1 周内痊愈,预后良好。

2.重症病例表现

少数病例(尤其是＜3 岁者)皮疹出现不典型,病情进展迅速,在发病 1～5 天出现脑膜炎、脑炎(以脑干脑炎最为凶险)、脑脊髓炎、肺水肿、循环障碍等,可留有后遗症。极少数病例病情危重,可致死亡。

(1)神经系统表现:患儿持续高热,伴精神差、嗜睡、易惊、头痛、呕吐、谵妄甚至昏迷;肢体抖动、肌阵挛、眼球震颤、共济失调、眼球运动障碍;肌无力或急性弛缓性麻痹、惊厥等。查体可见脑膜刺激征、腱反射减弱或消失,巴氏征等病理征阳性。

(2)呼吸系统表现:呼吸浅促、呼吸困难或节律改变,口唇发绀,咳嗽,咳白色、粉红色或血性泡沫样痰液,肺部可闻及湿啰音或痰鸣音。

(3)循环系统表现:面色苍灰、皮肤花纹、四肢发凉,指(趾)发绀,出冷汗;毛细血管再充盈时间延长。心率增快或减慢,脉搏浅速或减弱甚至消失。

(四)辅助检查

1.血常规

白细胞计数正常或降低,病情危重者白细胞计数可明显升高。重症病例白细胞计数可明显升高($>15\times10^9/L$)或显著降低($<2\times10^9/L$),恢复期逐渐恢复正常。

2.血生化检查

部分病例可有轻度谷丙转氨酶、门冬氨酸氨基转移酶、肌酸激酶同工酶升高,病情危重者可有肌钙蛋白、血糖升高。C反应蛋白一般不升高。乳酸水平升高。

3.血气分析

轻症患者血气分析在正常范围。重症患者呼吸系统受累时可有动脉血氧分压降低、血氧饱和度下降,二氧化碳分压升高和代谢性酸中毒表现。

4.脑脊液检查

脑脊液外观清亮,压力增高,白细胞计数增多,多以单核细胞为主,蛋白正常或轻度增多,糖和氯化物正常。脑脊液病毒中和抗体滴度增高有助于明确诊断。

5.病原学检查

用组织培养分离肠道病毒是目前诊断的标准,但CoxA16、EV71等肠道病毒特异性核酸是手足口病病原确认的主要方法。咽拭子、气道分泌物、疱疹液、粪便阳性率较高。

6.血清学检查

恢复期与急性期血清手足口病肠道病毒中和抗体免疫球蛋白G滴度4倍或4倍以上升高,证明手足口病病毒感染。

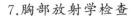

7.胸部放射学检查

胸部放射学检查可表现为双肺纹理增多,网格状、斑片状阴影,部分病例以单侧为著。

8.MRI

神经系统受累者可有异常改变,以脑干、脊髓灰质损害为主。

9.脑电图

脑电图可表现为弥漫性慢波,少数可出现棘(尖)慢波。

10.心电图

心电图无特异性改变。少数病例可见窦性心动过速或过缓,Q-T 间期延长,ST-T 改变。

(五)治疗原则

1.普通病例

一般治疗:注意隔离,避免交叉感染。适当休息,清淡饮食,做好口腔和皮肤护理。

2.重症病例

(1)控制颅内高压:限制入量,积极给予甘露醇降颅压治疗,每次 $0.5\sim1.0$ g/kg,每 $4\sim8$ 小时一次,$20\sim30$ 分钟快速静脉注射。根据病情调整给药间隔时间及剂量。必要时加用呋塞米。

(2)保持呼吸道通畅,吸氧;呼吸衰竭者,尽早给予气管插管机械通气。

(3)早期抗休克处理:扩充血容量,$10\sim20$ mL/kg 快速静脉滴注补液,之后根据脑水肿、肺水肿的具体情况边补边脱,决定再次快速静脉滴注和 24 小时的需要量,及时纠正休克和改善循环。

(4)及时使用肾上腺糖皮质激素:可选用甲泼尼龙,氢化可的松,地塞米松。病情稳定后,尽早停用。

(5)掌握静脉注射免疫球蛋白的指征,建议应用指征:精神萎靡、抽搐、安静状态下呼吸频率超过40 次/分;出冷汗、四肢发凉、皮肤花纹,心率增快>150 次/分(按年龄)。

(6)合理应用血管活性药物,常用米力农注射液:维持量 $0.25\sim0.75$ μg/(kg·min),一般使用不超过 72 小时。血压高者,控制血压,可用酚妥拉明 $2\sim5$ μg/(kg·min),或硝普钠 $0.5\sim8$ μg/(kg·min),一般由小剂量开始逐渐增加剂量,逐渐调整至合适剂量。如血压下降,低于同年龄正常下限,停用血管扩张剂,可使用正性肌力及升压药物,如多巴胺、多巴酚丁胺、肾上腺素、去甲肾上腺素等。

（7）注重对症支持治疗：①降温。②镇静、止惊。③保护各器官功能：特别注意神经源性肺水肿、休克和脑疝的处理。④纠正水、电解质失衡。

（8）确保两条以上静脉通道通畅，监测呼吸、心率、血压和血氧饱和度，有条件监测有创动脉血压。

二、护理评估

（一）流行病学史评估

注意当地流行情况，评估患者病前1周内有无接触史。

（二）一般评估

注意患者有无发热、拒食、流涎、口腔疼痛、呕吐、腹泻等症状，注意皮疹出现部位和演变，有无脑膜炎、脑炎及心肌炎症状。

（三）身体评估

注意手、足、臀及其他体表部位有无斑丘疹及疱疹，形状及大小，周围有无红晕及化脓感染。注意唇、口腔黏膜有无红斑、疱疹及溃疡，有无局部淋巴结肿大。

（四）心理-社会评估

此病的患者多为小儿，评估小儿的状况，家长的关心和支持程度，家庭经济状况。

（五）辅助检查结果评估

白细胞计数及分类，咽拭子培养。疱疹如有继发感染，必要时取其内容物送涂片检查及细菌培养。咽拭子病毒分离；疱疹液以标记抗体染色检测病毒特异抗原，或聚合酶链式反应检测病毒核糖核酸。如有神经系统症状应做脑脊液常规、生化及病毒核糖核酸。必要时取血清检测病毒抗体。疑有心肌炎者检查心电图。

三、护理诊断/问题

（一）潜在并发症

潜在并发症如神经源性肺水肿、心力衰竭。

（二）体温升高

体温升高与病毒感染有关。

（三）皮肤完整性受损

皮肤完整性受损与手、足、口腔黏膜、臀部存在疱疹有关。

（四）营养失调

营养低于机体需要量与口腔存在疱疹，不易进食有关。

（五）有传播感染的可能

传播感染与病原体排出有关。

四、护理措施

（一）隔离要求

及时安置在负压隔离病房内进行单间隔离。严格执行消毒隔离措施，操作前后应严格洗手，做好手卫生。病房内每天以 600 mg/L 的含氯消毒剂对床及地面进行彻底消毒，医疗垃圾放入双层黄色垃圾袋中，外贴特殊标签，直接送至垃圾处理中心，不在其他地方中转。出院或转科后严格执行终末消毒。一旦诊断，医师应立即上报医院感染管理科，并留取大便标本备检。

（二）饮食护理

发热 1 周内应卧床休息，多饮水。饮食宜给予营养丰富、易消化的清淡、温凉的流质或半流质食物，如牛奶、米粥、面条等，禁食冰冷、辛辣等刺激性食物。意识障碍者暂禁食，逐渐改鼻饲流质，最后过渡到半流质饮食。

（三）病情观察

密切观察患儿的病情变化，24 小时监测心率、血氧饱和度、呼吸及面色，常规监测体温并观察热型和变化趋势。同时注意观察发热与皮疹出现的顺序。评估患儿的意识，大多数患儿神经系统受损发生在病程早期。对持续热不退，早期仅出现皮疹，但 1～2 天后继发高热者需引起重视。

（四）对症护理

1.高热的护理

(1)体温超过 39 ℃且持续不退的患儿除给布洛芬混悬液等退热药物外，还需以温水擦浴、冰袋或变温毯降温。使用降温毯时严密监测生命体征，观察微循环，出现异常及时汇报医师。

(2)注意肢体保暖，防止冻伤，勤翻身，检查皮肤有无发红、发紫，衣被有无潮湿，防止压疮。

(3)遵医嘱给予抗病毒的药物。

2.口腔的护理

(1)每天 4 次口腔护理，常规的口腔护理用 0.05％的醋酸氯己定清洗口腔，然后喷活性银喷雾剂,经口气管插管的患儿,采用口腔冲洗。

(2)患儿原有口腔疱疹,极易出现口腔溃疡,若出现溃疡,可给予复方维生素B_{12}溶液喷溃疡处,促进伤口的愈合。

3.皮肤黏膜的护理

(1)保持皮肤及床单位干燥清洁,剪短患儿指(趾)甲,必要时包裹患儿双手,避免抓破皮疹造成感染。

(2)臀部有皮疹时要保持臀部干燥清洁,避免皮疹感染。皮疹或疱疹已破裂者,局部皮肤可涂抹抗生素药膏或炉甘石洗剂。

(五)并发症的护理

1.神经系统

EV71具有嗜神经性,病毒在早期即可侵犯枢神经系统,密切观察患儿入院后第1~3天的病情变化,重点观察患儿有无惊跳,意识、瞳孔、生命体征、前囟张力、肢体活动等情况,注意有无精神差、嗜睡、烦躁、易呕吐等神经系统病变的早期症状和体征。患儿呕吐时应将其头偏向一侧,保持呼吸的通畅,及时清除口腔内的分泌物,防止误吸;观察呕吐物的性质,记录呕吐的次数、呕吐物的颜色及量。

2.循环系统

持续心电监护,注意有无心率增快或缓慢、血压升高或下降、中心静脉压过高或过低、尿量减少;观察有无面色苍白、四肢发凉、指(趾)甲发绀、毛细血管再充盈时间延长(>2秒)、冷汗、皮肤花纹;听诊有无心音低钝、奔马律及心包摩擦音等。立即报告医师,遵医嘱给予适当镇静,并遵医嘱给予强心、升压等处理,维持循环系统的稳定。

3.呼吸系统

严密观察呼吸形态、频率、节律,注意有无呼吸浅快、节律不规则、血氧饱和度下降、三凹征、鼻翼扇动等呼吸困难表现。神经源性肺水肿是手足口病常见的死亡原因,临床上以急性呼吸困难和进行性低氧血症为特征,早期仅为心率增快、血压升高、呼吸急促等非特异性表现,一旦出现面色苍白、发绀、出冷汗、双肺湿啰音、咳粉红色泡沫痰、严重低氧血症时应及时通知医师,备好各类急救用品,紧急气管内插管辅助呼吸。使用呼吸机可减轻心肺功能,缓解呼吸困难症状,早期的心肺功能支持可改善EV71病毒感染患儿的预后。

(六)心理护理

由于患儿患病突然,尤其是确诊后家长担心患儿的生命危险和后遗症的发生。患儿住隔离病室,限制探视,病情变化时应及时跟家长沟通,评估患儿家长的心理承受能力,帮助家长树立信心,同时帮助家长接受现实,以取得家长的支持与配合。

五、护理效果评估

(1)患者的疱疹、斑丘疹消退,自感舒适。

(2)患者未发生并发症或发生但被及时发现和处理。

(3)患者的家属学会了如何进行皮肤的护理,并对疾病的预防知识有了一定的了解。

第五节　小儿传染性单核细胞增多症

传染性单核细胞增多症是由 EB 病毒所引起的淋巴细胞增生性急性自限性疾病。主要临床特征为发热,咽痛,肝、脾大,淋巴结肿大,外周血中淋巴细胞显著增多,并出现异常淋巴细胞,嗜异性凝集试验呈阳性,血清中可检出抗 EB 病毒抗体。

一、护理评估

(一)病因病史

是否感染 EB 病毒或有与此类患者的接触史。

(二)症状体征

不规则发热、淋巴结肿大、咽喉部充血、皮疹。

(三)相关检查

血常规、血生化、病原学检查。

(四)心理状态

患者对疾病的认知程度,有无焦虑情绪。

二、护理措施

(一)隔离

呼吸道隔离,本病经口、鼻密切接触为主要传播途径,也可经飞沫及输血传播。

(二)休息

发病初期应卧床休息2～3周。

(三)饮食

给予清淡、易消化、高蛋白、高维生素流食或半流食,少食干硬、酸性、辛辣食物,保证供给充足的水分,每天的饮水量:少儿为1 000～1 500 mL、成人为1 500～2 000 mL。

(四)观察要点

(1)密切观察患者面色、神志、脉搏、呼吸、血压等生命体征情况。

(2)注意观察体温变化及伴随的症状,体温超过38.5 ℃时应给予物理和药物降温。

(五)对症护理

(1)发热患者多饮水,体温过高者遵医嘱给予降温措施。

(2)加强口腔护理,保持口腔清洁。

(3)皮肤护理:注意保持皮肤清洁,每天用温水清洗皮肤,及时更换衣服,衣服应质地柔软、清洁干燥,避免刺激皮肤。保持手的清洁更重要,应剪短指甲,切勿搔抓皮肤,防止皮肤破溃感染。

(4)肝脾的护理:肝大、转氨酶高时可口服维生素C及其他保肝药物以保护肝脏。脾大时应避免剧烈运动(特别是在发病的第2周),以免发生外伤引起脾破裂。

(5)淋巴结肿大的患者要注意定期复查血象,因淋巴结肿大消退比较慢,可达数月之久。

(六)心理护理

向患者及家属讲解疾病相关知识,治疗与转归,以获取其对治疗和护理工作的配合,减少焦虑情绪。

三、健康指导

(1)对患者进行安慰、解释,取得信任,鼓励配合治疗。

(2)对家属说明病情、预后情况及护理措施,叮嘱遵医嘱服药,定期复查。

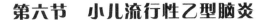

第六节　小儿流行性乙型脑炎

一、疾病概述

流行性乙型脑炎简称乙脑,是由乙脑病毒引起以脑实质炎症为主要病变的中枢神经系统急性传染病。为病毒性脑炎中病情最重且预后较差的一种脑炎,病死率高,后遗症多。临床上以高热、意识障碍、抽搐、脑膜刺激征及病理反射为特征。自乙脑疫苗使用以来,发病率明显降低。

(一)病因及危险因素

乙脑的病原体为乙脑病毒,是嗜神经的病毒,对常用消毒剂敏感,但耐低温和干燥。病毒的抗原性较稳定,人与动物感染后可产生补体结合抗体、中和抗体及血凝抑制抗体,这些特异性抗体的检测有助于临床诊断和流行病学调查。

(二)流行病学特点

1.传染源

乙脑是动物源性传染病,人畜都可患病,成为传染源。猪、马、狗等的感染率高,血中病毒含量多,传染性强,特别是猪(幼猪)感染率高,是主要传染源;人感染病毒后病毒血症期短(5 天),血中病毒含量少,所以人不是主要传染源。

2.传播途径

蚊子不仅是乙脑的主要传播媒介,且是病毒的长期储存宿主。国内传播乙脑病毒的蚊种有库蚊、伊蚊和按蚊,三带喙库蚊是主要传播媒介。人被带病毒的蚊虫叮咬后,在机体免疫力低下时,病毒侵入中枢神经系统引起发病。

感染后可获得持久免疫力。乙脑患儿多为十岁以下儿童。

3.流行特征

乙脑发生有明显的地区性和季节性,主要分布于亚洲,我国除东北北部、青海、新疆、西藏外,均有流行。热带地区全年均可发病,呈高度散发性。

(三)临床表现

一般病程分为 5 期。

1.潜伏期

多为 4～21 天。

2.前驱期

一般1～3天,相当于病毒血症期,起病急,主要表现为发热和神志改变。体温在1～2天内高达39～40 ℃,伴头痛、恶心和呕吐,多有精神倦怠或嗜睡,部分呈现颈项强直、惊厥甚至昏迷,检查可见病理反射阳性,婴儿有前囟饱满。

3.极期

持续7天左右,病情突然加重,主要表现如下。

(1)高热:体温高达40 ℃以上,持续7～10天,体温越高,热程越长,病情越重。

(2)意识障碍:为本病主要表现,迅速转入半昏迷或昏迷。昏迷越深,持续时间越长,病情越重,预后越差。

(3)抽搐或惊厥:为病情严重表现,四肢或全身出现反复、频繁的强直性抽搐,历时数分钟至数十分钟不等,均伴有意识障碍。频繁抽搐可致发绀及呼吸暂停,加重脑缺氧及脑水肿而使病情加重。

(4)呼吸衰竭:为本病致死的主要原因,多为中枢性呼吸衰竭,表现为呼吸节律不规则、暂停,抽泣样或叹息样呼吸,双吸气,下颌呼吸等,严重者发生脑疝,两侧瞳孔大小不一或散大,呼吸突然停止而死亡。

(5)其他:颅内压增高表现为剧烈头痛、喷射性呕吐、血压升高、脉搏减慢、婴儿前囟隆起、脑膜刺激征阳性。其他神经系统表现为大小便失禁、尿潴留、浅反射消失、深反射先亢进后消失、病理反射征阳性。

4.恢复期

大多数病情不再加重而进入恢复期,抽搐减轻至停止,神志渐恢复,病理反射消失,多于2周左右完全恢复,少数重症可有神志不清、吞咽困难、失语、失明、耳聋、痴呆、肢体瘫痪等,经积极治疗多能在半年内恢复。

5.后遗症期

病后6个月仍有神经系统症状、体征或精神异常,应视为后遗症,主要有智力障碍、多动、癫痫发作(可持续终身)等。

根据乙脑极期的主要表现又分轻型、普通型、重型、极重型,其特点见表5-4。

表5-4 临床分型

症状	轻型	普通型	重型	极重型
体温(℃)	38～39	39～40	40～41	＞41
神志	清楚或嗜睡	嗜睡或浅昏迷	昏迷	深昏迷
抽搐	无	偶有	反复	频繁

症状	轻型	普通型	重型	极重型
呼吸衰竭	无	无	可有	常有
脑疝	无	无	可有	常有
后遗症	无	无	部分有	大部分有
病程（天）	5～7	7～10	10～14	>14

二、治疗概述

患者应住院治疗,病室应有防蚊、降温设备,应密切观察病情,细心护理,防止并发症和后遗症,对提高疗效具有重要意义。

（一）一般治疗

注意饮食和营养,供应足够水分,高热、昏迷、惊厥患儿易失水,故宜补足量液体,但输液不宜多,以防脑水肿,加重病情。对昏迷患儿宜采用鼻饲。

（二）对症治疗

对患儿高热的处理:室温争取降至30 ℃以下。高温患者可采用物理降温或药物降温,使体温保持在38～39 ℃(肛温)。避免用过量的退热药,以免因大量出汗而引起虚脱。

（三）肾上腺皮质激素及其他治疗

肾上腺皮质激素有抗炎、退热、降低毛细血管通透性、保护血-脑屏障、减轻脑水肿、抑制免疫复合物的形成、保护细胞溶酶体膜等作用,重症和早期确诊的患者可应用。过早停药症状可有反复,如使用时间过长,则易产生并发症。

在疾病早期可应用广谱抗病毒药物:退热明显,有较好疗效。

（四）后遗症和康复治疗

康复治疗的重点在于智力、吞咽、语言和肢体功能等的锻炼,可采用理疗、体疗、中药、针灸、按摩、推拿等治疗,以促进恢复。

三、护理评估、诊断和措施

（一）发热

发热与感染有关。

（1）护理诊断:体温过高。

（2）护理措施:降低体温。

密切观察和记录患儿的体温,及时采取有效降温措施,将室温控制在 25 ℃以下。高热患儿头部放置冰帽、冰枕,颈部、腋下、腹股沟等大血管处防止冰袋或乙醇擦浴、冷盐水灌肠。亦可遵医嘱给予药物降温或采用亚冬眠疗法。降温过程中注意观察体温、脉搏、呼吸、血压,保持呼吸道通畅,及时吸痰、给氧。

(二)呼吸困难

呼吸困难与痰液黏稠、咳嗽无力有关。

（1）护理诊断:清理呼吸道无效。

（2）护理措施:保持呼吸道通畅。

鼓励并协助患儿翻身、拍背,以利分泌物排出。痰液黏稠者给予超声雾化吸入,必要时吸痰。同时给氧,减轻脑损伤,并准备好气管插管、气管切开、人工呼吸器等物品以便急用。

(三)抽搐

抽搐与疾病有关。

（1）护理诊断:惊厥发作。

（2）护理措施:控制惊厥。

及时发现烦躁不安、口角或指(趾)抽动、两眼凝视、肌张力增高等惊厥先兆。一旦出现惊厥或抽搐,应让患儿取仰卧位,头偏向一侧,松解衣服和领口,清除口鼻分泌物;用牙垫或开口器置于患儿上下臼齿之间,防止咬伤舌头,或用舌钳拉出舌头,以防止舌后坠阻塞呼吸道。并遵医嘱使用止惊药物,注意此类药物对呼吸和咳嗽的抑制作用。

防治呼吸衰竭:密切观察患儿病情,记录体温、呼吸、脉搏、血压、意识、瞳孔等的变化。保持呼吸道通畅,备好急救药品及抢救器械。

(四)焦虑

焦虑与疾病预后有关。

（1）护理诊断:焦虑。

（2）护理措施:缓解家长及患儿的焦虑情绪,做好沟通解释及心理护理。

关心患儿,抚摸患儿的身体,对其听、视觉及皮肤感觉予以良性刺激,以减轻恐惧感。

向家长介绍病情及主要处理措施,让其感受到医护人员为抢救患儿所付出的努力,并感受到知情权受到重视而增强信任感,减轻自责和焦虑情绪。

第七节 小儿血友病

一、概述

血友病是一种 X 染色体连锁的遗传性出血性疾病,其遗传基因定位于 X 染色体上,由女性传递,男性发病。病理机制为凝血因子基因缺陷导致其水平和功能减低而使血液不能正常地凝固,临床主要表现为自发性关节和组织出血,以及出血所致的畸形。根据患儿所缺乏凝血因子的种类,可分为血友病 A(也称血友病甲,Ⅷ因子缺乏)、血友病 B(也称血友病乙,Ⅸ因子缺乏)。临床上所见的血友病 A 约 70％有家族史,约 30％无家族史,其发病可能因基因突变所致。血友病可发生于全世界所有种族或地区人群,患病率为(5～10)/10 万,我国有 7 万～10 万病例。其中血友病 A 最多见,占 80％～85％,血友病 B 占 15％～20％。

虽然血友病目前还是不可治愈的遗传性疾病,但通过及时或预防性补充因子、防治出血并发症和其他综合关怀的治疗原则,可使患儿获得接近正常人的生活质量与生存期。

二、护理评估

(一)临床症状评估与观察

1.询问患儿病史及家族史

多数患儿有全身各部位的自发性出血史或损伤后出血不止。可询问患儿是否有自幼轻微外伤时较难止血史,或反复膝、肘等关节出血肿痛史,结合母亲家族中男性成员异常出血疾病史(30％患儿可无家族遗传史)。询问有无外伤、碰撞等诱发因素。

2.评估患儿的出血情况

自发性出血或轻微损伤、手术时出血不只是血友病的表现特征。出血可发生在任何部位,以关节、软组织、肌肉、皮肤、黏膜出血和血尿最为常见。危及生命的出血为中枢神经系统、咽喉和胸腹内脏的出血。

(1)评估有无关节出血情况:关节出血是血友病最主要典型特征,各关节出血频度因其承重及活动强度依次是膝、肘、踝、肩、腕和髋关节。关节出血急性期开始时患儿往往有关节轻微不适、酸胀等"先兆"症状,然后逐渐出现关节疼痛、肿胀发热及活动受限。一般关节出血可呈自限性或经补充凝血因子治疗后停止,关节腔内出血经数天或数周逐渐吸收。

(2)评估有无肌肉出血:肌肉及软组织是仅次于关节的常见出血部位。重型血友病可自发出血,而轻型和中型血友病只有在外伤的情况下才发生肌肉出血。出血部位常见于屈伸的肌肉群,尤其是髂腰肌、腓肠肌、前臂肌等。肌肉出血常引起肌肉肿痛,甚至剧烈的疼痛,可引起肌肉保护性痉挛、相连关节屈曲及活动受限。

(3)评估有无泌尿道出血:血友病患儿还可出现泌尿道出血,一般年龄多大于5岁。出血部位包括肾、输尿管和膀胱。血尿分为镜下血尿和肉眼血尿,有一定的自限性。肉眼血尿呈洗肉水样,甚至鲜红色,有的患儿可伴有腰背痛、尿痛、尿频等症状。根据排尿过程中血尿出现的时间不同,分为初始血尿、终末血尿和全程血尿。初始血尿仅在排尿开始时出现,表示前尿道有出血;终末血尿是排尿终末时出现的血尿,提示后尿道、膀胱颈部或膀胱三角区有出血;全程血尿是指排尿全过程中都有血尿,提示病变在膀胱、输尿管或肾脏。

(4)评估有无口腔出血:患儿主要以口腔创口出血不止为主要表现,亦可有因口腔渗血吞咽到胃部引起胃部不适及黑粪等表现,出血时间由数小时到数天不等。出血原因主要为外伤及牙源性出血两种。

(5)评估有无鼻腔出血:鼻出血多为一侧,也有的为双侧,量多少不定,轻者仅为从鼻孔滴血;重者出血如注。出血量超过500 mL,会出现头昏、口渴、乏力、面色苍白;出血量超过1 000 mL者,可出现胸闷、心慌、脉速无力、血压下降、出冷汗等休克症状。

(6)评估患儿是否出现假肿瘤:血友病假肿瘤又称血友病性血囊肿,发生率低,但愈后很差。假肿瘤是在骨膜下或肌腱筋膜下形成的囊性血肿,由于囊内反复出血而体积渐大,并出现压迫及腐蚀破坏周围组织,常见部位是大腿和骨盆。

(7)评估患儿出血后是否经过止血处理,其方法及效果如何,既往检查、治疗经过和疗效。

(二)辅助检查评估

1.活化部分凝血酶时间

活化部分凝血酶时间是内源性凝血系统较为敏感的筛选试验,活化部分凝血酶时间延长。

2.硅化凝血时间和活化凝血时间

硅化凝血时间和活化凝血时间是内源性凝血系统敏感的筛选试验,两者均

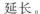

延长。

(三)体格检查评估

(1)评估发生出血的部位、范围,出血的持续时间,出血量及性状,以便估计出血量、速度及性质。

(2)评估有无关节畸形及关节畸形程度。

三、护理问题

(一)组织完整性受损

出血与凝血因子缺乏有关。

(二)疼痛

疼痛与关节、肌肉出血有关。

(三)躯体移动障碍

躯体移动障碍与治疗性制动、关节畸形有关。

(四)潜在并发症

颅内出血与凝血因子缺乏有关。

四、护理目标

(1)患儿出血情况停止或减轻。

(2)患儿主诉疼痛减轻,表现为放松和舒适感。

(3)患儿表现为最佳的躯体活动,表现为活动范围正常。

(4)患儿住院期间不发生颅内出血或发生时能及时发现并处理。

(5)患儿或家属能够辨识出血的征象,说出疾病过程及治疗、护理、预防的方法。

五、护理措施

(一)急性出血的观察与处理

1.关节、肌肉出血

RICE 法。

(1)"R",休息。即关节、肌肉出血时,根据出血的程度,患侧应该休息 12～24 小时或更长,可用夹板制动,或使用辅助器械如拐杖、轮椅等帮助肢体休息。夹板可以用石膏或热塑料来制作。

(2)"I",冰敷。对活动性出血的关节或肌肉采用冰敷以帮助控制肿胀、减轻疼痛、减少炎症的发生。冰敷时间一般 10 到 15 分钟,每两小时一次。

"RICE"中的"I"也代表固定。用石膏托或夹板来固定关节以保持其静止。固定的时间不能过长,一般为 2～3 天;固定关节不可过紧,固定后注意观察远端肢体血运情况,是否出现肿胀、发暗和变冷。

(3)"C",加压。施压于出血部位可以帮助收缩血管和减缓出血,可以用弹性绷带对出血的关节进行压迫。在受伤部位用十字形(或 8 字形)包扎。包扎后注意观察远端手指、脚趾有无发冷、发麻或肤色改变。如果有上述症状发生,应松开绷带,重新包扎。

(4)"E",抬高。将受伤的肢体放在高于心脏的位置有助于降低血管内压力、减缓出血。可以用枕头垫高孩子出血的手臂或小腿。

2.鼻出血

首先应让患儿采取坐位或半卧位,以降低鼻部的血压。前额部或鼻部冷敷,冷的刺激可使鼻内小血管收缩而有利于止血。指导孩子尽量不要吞咽流到咽部的血,以免刺激胃部引起恶心呕吐。常用止血方法如下。

(1)指压法:用拇指、食指捏紧两侧鼻翼 5 到 10 分钟,压迫鼻中隔前下方达到止血目的。

(2)冷敷法:用冷水袋或湿毛巾在额部、颈部或后颈部冷敷,收缩血管,减少出血。

(3)收敛法:用 1% 麻黄碱或肾上腺素棉片塞入前鼻腔,收缩血管止血。

(4)填塞法:上述方法无效或出血量较大时,请专科医师做后鼻孔填塞。

3.口腔出血

(1)口腔软组织损伤:配合医师采用细针线严密分层缝合,局部加压包扎,严禁创口放置引流。

(2)腭部黏膜损伤:可采用黏膜创口缝合,创缘周围用碘酚棉球止血,然后在整个腭部覆盖碘仿纱条,牙间结扎丝固定。

(3)自发性牙龈出血:先对出血处牙齿进行牙周清洁,冲洗牙周后,用注射器将六氨基己酸液、凝血酶、肾上腺素的混合液注入牙周袋或牙龈沟内,再压迫牙龈止血,止血后用塞治剂外敷压迫保护创面。

(二)输注凝血因子的护理

血友病患儿发生出血是由于缺乏因子Ⅷ(FⅧ)或因子Ⅸ(FⅨ)所致,故替代疗法,即静脉输注含有 FⅧ 或 FⅨ 的制剂,将血浆中 FⅧ 或 FⅨ 的含量提高到止血所需要的水平仍是现今治疗和预防血友病患者出血的最有效的措施。

1.配置药液

(1)将稀释液和浓缩剂置于室温下,如急需可用温水浸泡,但水温不能高于37 ℃。

(2)取下稀释液和浓缩剂瓶塑胶帽,消毒。

(3)取下双头针一端的针帽,将该末端插入稀释液瓶的瓶塞中心。再取下双头针另一端的针帽,插入因子浓缩剂瓶的瓶塞中心。为了减少泡沫的产生,插入时应将稀释液瓶倒置过来,注意要让稀释液瓶子在浓缩剂瓶子的上方,针头插入的角度要能使稀释液顺着浓缩剂瓶的瓶壁流下,可调整稀释液瓶塞上的针头以保证所有的稀释液都能进入装有因子冻干粉的瓶子内。

(4)拔出双针头。

(5)不要剧烈摇晃瓶体,可轻轻地旋转瓶体使得所有干粉都溶解。

(6)浓缩剂应现用现配,如遇特殊情况需冷藏,时间不要超过 2 小时。

2.推注药液

(1)取出带滤过器的专用针头,去除保护帽。缓慢抽吸配置好的药液,排尽针管的空气。

(2)另外取 10 mL 注射器 1 支,抽吸生理盐水,排空空气后连接静脉穿刺针(头皮针),静脉穿刺。

(3)推注少量生理盐水,确保静脉穿刺成功后,更换已抽吸好药液的注射器,缓慢给药。推注药物完毕后,再推少量的生理盐水,将头皮针内的药液推入,避免浪费。

(4)拔出针头,避免血管和组织不必要损伤。压迫静脉穿刺点 2～5 分钟。

3.观察药物的不良反应

输注因子浓缩剂可能会产生变态反应,如麻疹、皮肤瘙痒、鼻塞、胸痛、头昏、气短、发热、头痛、心悸、轻度寒战、恶心和输液部位的疼痛。对于有变态反应病史者,可预防性地给予抗组胺药物。

(三)消除出血的诱发因素

大多数患儿在出血发生之前都可能存在一些诱发因素,如跌、摔、挫、扭伤等外力可引起出血。要加强看护,避免意外伤害,教育孩子了解和认识这些危险因素,并在日常生活中注意排除,选择适宜活动,避免参加各种剧烈运动,就可能减少和避免出血的发生。尽量避免有创性操作,注意避免深部肌内注射。

(四)血友患儿童预防注射的方法

血友患儿童应从出生开始按时进行预防接种以抵抗传染性疾病。在注射时应选用小号的注射器针头,在三角肌进行皮下注射。预防注射一般不会引起进行性出血,如发现注射处有肿、痛及发热感,可先用局部冰敷以减轻肿痛。按压穿刺部位 5～10 分钟,或弹力绷带包扎 24 小时,以减少出血。如注射部位发生血肿,应立即与专业医师联系。

(五)饮食指导

血友患儿童饮食应以清淡易消化为主,少食或忌食辛辣刺激性食品,多饮水,多吃富含维生素 C 的蔬菜和水果,保持排便通畅。注意营养搭配,尽量避免食物过热,以免损伤牙龈或烫伤黏膜;避免食用坚硬、油炸食品,如麻花、锅巴等;小儿食用肉、鱼、虾制品应尽量去骨、刺、皮,以防硬物刺伤口腔黏膜,导致口腔出血。

六、健康教育

(1)护士应主动对年长患儿及患儿家长传授血友病相关知识,教会家长如何判断出血的程度、范围,基本的止血方法,讲解预防及恢复期的注意事项。

(2)指导患儿家长保持环境的舒适、安全。加强看护,避免外伤发生,教育孩子不玩利器。告诉家长洗澡是检查孩子是否出血的最好时机。

(3)培养患儿养成良好生活习惯,避免挖鼻子,如有鼻腔血痂让其自行脱落,不能硬性擦掉。气候干燥时可采用液体石蜡涂抹鼻腔,或用温湿毛巾捂住鼻子保持鼻腔湿润。保持口腔清洁卫生,以免因牙周疾病引起出血。不使用牙签,使用软毛牙刷刷牙,进餐后清水漱口,婴幼儿由家长帮助完成口腔护理,可购买指套式婴儿牙刷或用纱布、清洁软布裹在手指上每天早晚擦拭牙齿,喂奶后再喂少许温开水,以便及时清除牙面堆积的污垢和食物残渣,减少龋齿和牙周疾病的发生,防止造成牙周损伤。

(4)合理饮食,加强营养,避免进食过热、过硬或带刺食物。

(5)终身禁用抗凝药物及抑制血小板功能的药物,如阿司匹林、吲哚美辛、保泰松、双嘧达莫等。

(6)就医时应将本病病史告知医师,并告知可联系的血友病医师电话以便沟通。

(7)出血超过 10～30 分钟或反复出血,应立即注射因子,并应请求专业医师或护士帮助。

第六章

中 医 护 理

第一节 心脑疾病的中医护理

一、心悸

（一）概述

心悸包括惊悸和怔忡，是指患者自觉心中悸动、惊惕不安，甚则不能自主的一种病证。心悸的发生多与体质虚弱、劳欲过度、情志所伤、感受外邪及饮食不节等因素有关。神经官能症、心律失常、甲状腺功能亢进等可参考本病护理。

（二）辨证论治

1.心虚胆怯

心悸不宁，善惊易恐，坐卧不安，不寐多梦而易惊醒，恶闻声响。舌多正常，苔薄白，脉数或细弦。治以镇惊定志，养心安神。

2.心血不足

心悸气短，头晕目眩，失眠健忘，面色少华，倦怠乏力，纳呆食少。舌淡红，苔薄白，脉细弱。治以补心养心，益气安神。

3.阴虚火旺

心悸易惊，心烦失眠，五心烦热，口干，盗汗，思虑劳心则症状加重，伴耳鸣腰酸，急躁易怒。舌红少津，苔少或无，脉细数。治以滋阴清火，养心安神。

4.心阳不足

病情较重，心悸不安，胸闷气短，面色苍白，形寒肢冷。舌淡苔白，脉虚弱或沉细无力。治以温补心阳，安神定悸。

5.水气凌心

心悸眩晕,胸闷痞满,渴不欲饮,小便短少,或下肢水肿,形寒肢冷,伴恶心,欲吐。舌淡胖苔白滑,脉弦滑或沉细而滑。治以温化水饮,宁心定悸。

6.心血瘀阻

心悸不安,胸闷不舒,心痛时作,痛如针刺,唇甲青紫。舌质紫黯或有瘀斑,脉涩或结代。治以活血化瘀,理气通络。

(三)病情观察要点

1.心悸不安

观察脉率、脉律、心率、心律、舌象、诱发因素、发作持续时间。

(1)观察心率变化,测量各种心律失常的脉搏时,每次测量时间应不少于1分钟。

(2)舌为心之苗,注意观察舌象,心血不足者表现舌质淡红;阴虚火旺,虚火上炎者表现舌质红;心阳不足者表现舌质淡。

(3)诱发因素:心悸与情志刺激,饮食过饱,精神紧张,劳倦失眠,外邪入侵,大便努责等因素密切相关。

(4)发作持续时间:因惊恐而发,时发时止,伴有痰热内扰,胆气虚者较轻;心悸频发,病程已久,脏气虚损,痰瘀阻滞心脉者较重。

2.伴随症状

(1)伴呼吸困难的患者观察呼吸、咳嗽和咳痰情况的变化。

(2)伴水肿的患者观察尿量和血压,记录24小时出入量。

3.病情变化

心悸患者发生下列病情变化时及时通知医师并配合抢救。

(1)心悸、胸闷喘促不能卧、唇干肢肿、咳吐粉红色泡沫痰。

(2)心悸伴汗出肢冷、精神倦怠及意识不清。

(3)心悸不安、胸痛时作、唇甲青紫。

4.使用强心、利尿、扩血管等药物,注意观察药物不良反应

(1)服用洋地黄制剂时,应测量心率(脉搏)是否≤60次/分,有无恶心、呕吐、头痛、黄绿视等症状。

(2)服用利尿药,应注意观察尿量,有无电解质紊乱等。

(3)服用扩血管药物注意观察血压、心率等的变化。

(四)症状护理要点

1.心悸不安

(1)心悸不安时可给予耳穴埋籽,主穴:心、小肠、支点。血虚配:脾、胃、内分泌;下肢水肿配:膀胱、肾;淤血阻络配:交感、肾上腺。

(2)心悸发作时无脉结代的患者,可以采用憋气法、引吐法、压迫眼球法缓解心悸。

(3)对心虚胆怯的患者,应避免重物坠地的巨响、高频尖利声响或大声喧哗的刺激。

(4)水气凌心者协助采取舒适体位:如坐位、半坐位、垂足卧位等;泛恶者可口嚼生姜片,按压内关;腹胀纳呆者,艾灸中脘、足三里,或热敷胃脘部。

(5)心血不足、心阳不足、心虚胆怯、水气凌心者,病室宜温暖向阳;心阳不足、畏寒肢冷的患者,注意保暖防寒。

(6)保持大便通畅,大便时可按摩腹部,或按揉关元、大肠俞、气海、足三里等穴位,或每天晨起饮温开水,必要时使用导泻剂。

(7)便秘患者给予耳穴埋籽,主穴:大肠、直肠下端、皮质下、便秘点;配穴:肺、结肠、脾。

2.伴随症状

(1)心悸伴呼吸困难者遵医嘱给予氧气吸入,如患者咳吐粉红色泡沫痰,可用酒精过滤湿化吸氧。

(2)水肿、卧床患者加强皮肤护理,定时用紫草油按摩受压部位;限制饮水量和钠盐的摄入,遵医嘱记录 24 小时出入量、测体重。

3.药物

向患者解释相关药物的作用及不良反应,观察药物应用的不良反应,发现问题及时采取对症治疗和护理。

(五)饮食护理要点

饮食有节,进食营养丰富、易消化的食物,保持大便通畅,忌过饱过饥,戒烟酒浓茶,宜低盐低脂饮食。

1.心虚胆怯

宜食黄花菜、百合、桂圆、大枣、小麦、莲子等。

食疗方:茯苓饼、山药粥。

2.心血不足

宜食牛肉、桑椹、山药、枸杞子、龙眼肉、阿胶枣等补心益气之品,也可食白参汤。

食疗方:桂圆莲子粥、酸枣仁粥。

3.阴虚火旺

宜食莲子、银耳、桑椹、百合等滋阴降火之品,也可饮百合莲子麦冬汤。

食疗方:生地黄粥、天门冬粥。

4.心阳不足

宜食甘温助阳益气之品,如海参、羊肉、鸡肉、胡桃,烹饪时可适当加用葱、姜、蒜等调料,也可食桂枝桂圆汤。

食疗方:党参粥等。

5.水气凌心

宜食甘温利水之品,如葫芦、冬瓜、西瓜、丝瓜等,烹饪时适当添加大蒜、生姜、花椒等;也可选用玉米须煎汤代茶饮。

食疗方:赤小豆粥、薏苡仁粥、赤小豆鲤鱼汤。

6.心血瘀阻

宜食鸭肉、山楂、藕、栗子等活血理气之品,也可食丹参饮(丹参、砂仁、红糖)。

食疗方:毛冬青煲猪蹄。

(六)中药使用护理要点

1.口服中药

口服中药时,应与西药间隔30分钟左右。

(1)中药汤剂:心血不足、心阳不足、淤血阻络、水气凌心证者汤药宜温热服;心虚胆怯证者宜睡前或发作时服药;阴虚火旺证者汤药宜温服。

(2)稳心颗粒:因其成分含三七,故孕妇及月经期女性应慎用。

(3)黄杨宁片:可吞服或饭后服,服药初期出现的轻度四肢麻木感,头晕,可在短期内自行消失,无须停药。

(4)天王补心丹、朱砂安神丸:服药期间忌食鱼腥,辛辣、油腻等刺激性食品;因含朱砂不宜过量久服,不宜与碘溴化物合用,孕妇忌服。

2.中药注射剂

中药注射剂应单独使用,与西药注射剂合用时须前后用生理盐水做间隔液。

(1)丹参酮ⅡA磺酸钠注射液:忌与盐酸氨溴索、西咪替丁、法莫替丁、盐酸甲氯芬酯、硫酸镁、盐酸克霉素、甲磺酸帕珠沙星、甲磺酸培氟沙星等喹诺酮类抗生素和硫酸依替米星、硫酸妥布霉素等氨基糖苷类抗生素配伍,禁与含镁、铁、

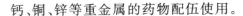

钙、铜、锌等重金属的药物配伍使用。

（2）苦碟子注射液：与氯化钾、复方氯化钠注射液、20％甘露醇、硫酸依替米星、阿莫西林钠克拉维酸钾、盐酸普罗帕酮存在配伍禁忌。

3.外用中药

观察局部皮肤有无不良反应。

心悸发作时可贴敷膻中穴，每次 12～24 小时。

（七）情志护理要点

（1）保持心情舒畅，劳逸适度。忌过度思虑，避免愤怒、抑郁等不良情绪。

（2）对心虚胆怯证者，应避免在患者面前议论与其病情有关的问题，防止其情绪激动。

（3）对进入监护室或带有监测仪的患者，应将相关情况详细地告诉患者，使其尽快适应环境，稳定情绪，配合治疗。

（八）健康宣教

1.用药

严格遵医嘱服药，不可随意停药、换药；应用某些药物（强心、利尿、扩血管、抗心律失常等药物）后产生不良反应时及时就医。

2.饮食

因过饱、刺激性食物、烟酒等均可诱发心悸，故应避免。

3.运动

病情允许的患者可参加体育锻炼，如太极拳、太极剑等，也可配合气功练习，增强体质。

4.生活起居

注意防寒保暖，预防感冒的发生。避免和控制诱发因素，如劳累、情绪激动、便秘等不良刺激。

5.情志

保持情绪稳定，避免不良情绪刺激，避免情绪激动。

6.自救

随身携带急救药及自救卡。

7.定期复诊

遵医嘱定期复诊，如心悸不安，喘促持续不能缓解，水肿加重等时，应立即就诊。

二、真心痛

(一)概述

真心痛是胸痹进一步发展的严重病症,其特点为剧烈而持久的胸骨后疼痛,伴心悸、水肿、肢冷、喘促、汗出、面色苍白等症状,甚至危及生命。真心痛多与年老体衰、七情内伤、气滞血瘀、过食肥甘或劳倦伤脾、痰浊化生、寒邪侵袭、血脉凝滞等因素有关。急性冠状动脉综合征可参照此病护理。

(二)辨证论治

1.寒凝心脉

胸痛彻背,胸闷气短,心悸不宁,神疲乏力,形寒肢冷。舌淡黯,苔白腻,脉沉无力,迟缓或结代。治以温补心阳,宣痹通阳。

2.气虚血瘀

心胸刺痛,胸部闷窒,动则加重,伴气短乏力,汗出心悸。舌体胖大,边有齿痕,舌黯淡或有瘀点、瘀斑,苔薄白,脉弦细无力。治以益气活血,通脉止痛。

3.正虚阳脱

心胸绞痛,胸中憋闷或有窒息感,喘促不宁,心慌,面色苍白,大汗淋漓、烦躁不安或表情淡漠,重则神志昏迷,四肢厥冷,口开目合,手撒尿遗,脉疾数无力或脉微欲绝。治以回阳救逆,益气固脱。

(三)病情观察要点

(1)疼痛的部位、性质、程度、持续时间。

(2)伴随症状,有无牙痛、咽喉紧缩感、胃痛、呼吸困难等症状。

(3)心电监护,密切观察心电图、呼吸、血压的变化,必要时行血流动力学监测。

(4)尽早发现病情变化,通知医师进行处理。①心律失常:观察心电图有无频发室性期前收缩,成对出现或短暂室性心动过速。②休克:疼痛缓解而收缩压≤10.7 kPa(80 mmHg),患者表现面色苍白、皮肤湿冷、脉细速、大汗、烦躁不安、尿量减少,甚至晕厥。③心力衰竭:患者表现呼吸困难、咳嗽烦躁、发绀等,重者出现肺水肿。

(四)症状护理要点

(1)疼痛发作时,可行穴位按压,取穴内关、合谷、心俞等穴;也可耳穴埋籽,取心、肾上腺、皮质下等穴。

（2）发病后 1～3 天绝对卧床休息,以减少心肌耗氧。限制探视,避免干扰,保持患者情绪稳定,保证睡眠。

（3）用药后严密观察病情变化、生命体征,若有异常应及时通知医师,根据医嘱调整给药速度、剂量。

（4）持续吸氧,以增加心肌氧的供应,控制梗死面积扩大,减轻胸痛、呼吸困难和发绀的程度,减少并发症。

（5）危重患者安置在监护室内,严密观察生命体征、心电图等参数的变化,做好护理记录。

（6）保持大便通畅,多食水果、蔬菜等富含纤维素的食物,也可采取顺时针环形按摩腹部的方法,刺激肠蠕动,利于大便排出。

（7）便秘时给予耳穴埋籽,主穴:大肠、直肠下端、皮质下、便秘点;配穴:肺、结肠、腹、脾。

（8）对于卧床患者可用紫草油按摩骶尾部及骨隆突出部,以免发生压疮。

（五）饮食护理要点

饮食宜少食多餐,进低盐、低脂、低热量、高纤维、清淡、易消化的饮食,忌暴饮暴食,忌食肥甘厚味、辛辣等刺激性食物,戒烟酒、浓咖啡或浓茶。控制摄入总量,减轻心脏负担,尤其发病初期,应给予少量清淡流质或半流质饮食;限制钠盐的摄入量,每天不超过 6 g。

1.寒凝心脉

宜食生姜、大葱、核桃、山药等温补心阳之品,可饮少量米酒,忌食生冷瓜果。

食疗方:薤白粥。

2.气虚血瘀

宜食山楂、木耳、山药、海参、黄芪等益气活血之品,也可饮桃仁参茶(桃仁、明党参、茶叶)。

食疗方:归参鳝鱼汤、黄芪川芎兔肉汤。

3.正虚阳脱

宜食龙眼肉、田鸡、鸡肉,可用调味品生姜、大葱、大蒜等;食物宜热服,忌寒凉性食品。

食疗方:虫草炖鸡、桂圆莲子粥。

（六）中药使用护理要点

1.口服中药

口服中药时,应与西药间隔 30 分钟左右。

(1)中药汤剂宜温热服,正虚阳脱证者遵医嘱喂服独参汤或鼻饲。

(2)滴丸剂开瓶后易风化、潮解,夏季常温保存1个月有效;药品性状发生改变时不宜使用。

(3)速效救心丸:可扩张眼内血管而引起眼压增高,故青光眼患者慎用。

(4)麝香保心丸:孕妇禁用。不宜与维生素C、烟酸谷氨酸胃酶合剂、降糖药、可待因、吗啡、哌替啶等同服。

(5)冠心苏合滴丸:消化道溃疡活动期,大出血的患者或月经过多者应慎用。

2.中药注射剂

中药注射剂应单独使用,与西药注射剂合用时须前后用生理盐水做间隔液。严格控制输液速度,一般控制在20～40滴/分钟,控制输液量。

(1)参麦注射液:新生儿、婴幼儿禁用;溶媒宜用50%葡萄糖或5%～10%葡萄糖注射液;不能与抗生素类药物混合应用;忌与维生素C、枸橼酸舒芬太尼配伍。

(2)参附注射液:忌与辅酶A、维生素K_1、氨茶碱、维生素C、碳酸氢钠、氯霉素、硫酸阿托品、甲磺酸酚妥拉明、盐酸普萘洛尔、洋地黄毒苷、枸橼酸舒芬太尼配伍;不宜与中药半夏、瓜蒌、贝母、白蔹、白及和藜芦等同时使用。

3.外用中药

观察局部皮肤有无不良反应。

(1)宽胸气雾剂:将瓶倒置,每次喷2～3下;使用后用清水漱口。

(2)冠心膏:于膻中、心俞各贴1片,12～24小时更换;注意观察局部皮肤反应。

(七)健康宣教

1.用药

严格遵医嘱服药,服用抗凝药及活血的中药时应按时监测凝血时间。

2.饮食

饮食宜清淡、易消化,低盐、低脂;注意钠、钾的平衡,适当增加镁的摄入。

3.运动

进行轻松的体育锻炼,如散步、气功、太极拳,避免剧烈运动。

4.生活起居

保持室内温度、相对湿度适宜;生活起居有规律,注意劳逸结合,保证充足睡眠;避免各种诱发因素,如紧张、劳累、饱食、情绪激动、便秘、感染等;戒烟酒。

5.情志

避免喜怒忧思过度,保持心情平静愉快、积极乐观。

6.自救

随身携带保健盒及急救卡。

7.定期复诊

遵医嘱定期复诊,如心前区闷胀不适、钝痛时,有向左肩、颈部放射,伴有恶心、呕吐、气促、出冷汗,应立即就诊。

8.预防相关疾病

积极防治高血压、糖尿病、高血脂等病症。

三、癫病

(一)概述

癫病是以精神抑郁,表情淡漠,沉默痴呆,语无伦次,静而多喜为特征。多由禀赋不足、七情内伤、饮食失节等因素导致脏腑功能失调,气滞痰结血瘀,蒙塞心神,神明失用而成。精神分裂症的精神抑郁型、躁狂抑郁症的抑郁型可参照本病护理。

(二)辨证论治

1.肝郁气滞

情绪不宁,沉默不语,善怒易哭,时时太息,胸胁胀闷。舌淡,苔薄白,脉弦。治以疏肝解郁,行气导滞。

2.痰气郁结

表情淡漠,沉默痴呆,时时太息,言语无序,或喃喃自语,多疑多虑,喜怒无常,秽洁不分,不思饮食。舌红,苔腻而白,脉弦滑。治以理气解郁,化痰醒神。

3.心脾两虚

心思恍惚,梦魂颠倒,心悸易惊,善悲欲哭,肢体困乏,饮食锐减。舌淡,苔腻,脉沉细无力。治以健脾养心。

4.气阴两虚

久治不愈,神志恍惚,多言善惊,心烦易怒,躁扰不寐,面红形瘦,口干舌燥。舌红,少苔或无苔,脉沉细而数。治以益气养阴。

(三)病情观察要点

1.精神症状

观察患者有无精神异常的先兆症状,发作的诱发因素、程度及特点。

2.饮食

观察患者食欲、进食量。

3.体重

观察体重有无下降情况。

4.睡眠

患者是否入睡困难、早醒、睡眠过度及晨醒时有心境恶劣倾向。

5.思维、活动

观察其思维是否活跃,记忆力有否明显下降,情绪是否低落,有无乏力懒言,是否对各种事情提不起兴趣。

6.生命体征

注意患者神志、呼吸、体温、血压、心率的变化。

7.药物

(1)观察抗癫病药物的疗效及毒性作用。

(2)长期服用此类药物,可引起运动障碍、药物性性功能障碍、药物性闭经、药物性肝损害、药物性白细胞减少、药物性皮炎、药物性震颤等,发生此类情况应及时报告医师。

(四)症状护理要点

1.病室安全保护措施

门窗不要安装玻璃,室内用具简单;对躁狂神志不清、妄想逃走、有自杀念头或打人毁物者限制自由,加强巡视,以免发生意外。

2.生活护理

(1)癫病患者生活自理能力差,护士应协助患者理发、剪指甲、洗脸、刷牙、洗澡、更换衣被等。

(2)夜间加强巡视,防止坠床或不盖衣被着凉。

3.不寐护理

(1)患者晚间不饮浓茶、咖啡,少看内容刺激的电视、报纸、书刊。

(2)睡前温水泡足 20 分钟,并按摩涌泉(双)、三阴交等穴。

(3)耳穴埋籽。主穴:心、肾、神门、交感;配穴:脑干、皮质下。

4.食欲缺乏护理

(1)宜进食新鲜、清淡、少油腻饮食,多食凉拌菜,少食甜食。

(2)饮食多样化,做一些患者平素喜欢吃的食物,尽量做到色、香、味俱佳。

(3)可适当食用山楂、山杏等开胃食品。

5.便秘护理

(1)患者宜多食富含纤维素的食物,多饮水。

(2)鼓励患者多运动,示范给患者腹部按摩的方法。

(3)耳穴埋籽,主穴:便秘点、交感、大肠、直肠下段穴。肝气郁结证可配穴肝、胆或交感、内分泌;痰气郁结证可配穴脾、肺或神门;心脾两虚证可配穴心、脾或神门、内分泌;气阴两虚证可配穴肺、脾或交感、内分泌。

(4)必要时遵医嘱予患者通便药物,如番泻叶等。

6.按摩法

(1)急性发作期患者可用拇指、示指大力点按金钟、通海等穴。

(2)恢复期按摩百会、足三里、神门、血海、三阴交等,以得气为度。

7.生命体征观察

加强患者生命体征的观察,每周定期测量体重,详细记录,躁狂日久者,要防止全身衰竭。

(五)饮食护理要点

宜进清淡、易消化,无骨、刺、硬核,营养丰富的食物,忌食辛辣刺激、肥甘厚味,忌浓茶、咖啡,禁吸烟、饮酒。

1.肝郁气滞

宜食行气解郁之品,如萝卜、玫瑰花、莲藕、山楂等。

食疗方:柴郁莲子粥(柴胡、郁金、莲子、粳米)。

2.痰气郁结

宜食化痰解郁之品,如柑橘、枇杷、海带、柚子、金橘等。大便秘结者可多食新鲜水果、蔬菜。

食疗方:竹笋萝卜汤。

3.心脾两虚

宜食健脾养心之品,如龙眼肉、山药、酸枣、薏苡仁、大枣等。

食疗方:党参琥珀炖猪心、黄芪粥、红枣黑木耳汤。

4.气阴两虚

宜食益气养阴之品,如山药、栗子、蜂蜜、牛奶、莲藕、荸荠、百合、银耳、甲鱼等。

食疗方:黄芪天冬炖乌鸡。

5.其他

(1)对于躁动、抢食或拒食患者应寻找原因,根据其特点进行诱导,可喂食或鼻饲,以保持营养。

(2)轻症患者或恢复期患者,提倡集体进餐。

(3)餐具要清洁卫生、容易持握、进食方便,应坚固耐用、不易破损。注意餐前后清点数目,发现短缺要及时查找,以免发生意外。

(六)中药使用护理要点

1.口服中药

口服中药时,应与西药间隔30分钟左右。

(1)中药汤剂宜温服,打破常规服用方法,患者合作时可一次服下,鼓励患者自己服下。

(2)补脑丸:宜在餐前或进食时服用,不宜与感冒类药同时服用,孕妇糖尿病患者或正在接受其他药物治疗的患者应在医师指导下服用。

2.中药注射剂

中药注射剂应单独使用,与西药注射剂合用时须前后用生理盐水做间隔液。

生脉注射液:不宜与氯化钾、复方氯化钠注射液、20%甘露醇、硫酸依替米星、阿莫西林钠克拉维酸钾、盐酸普罗帕酮等配伍。

3.外用中药

观察局部皮肤有无不良反应。

中药贴敷:使用时取适量药粉用水调成糊状,贴敷于脐。

(七)情志护理要点

(1)创造安全舒适的环境,病室安静整洁,护士举止大方,给患者以安全感和亲切感。严禁在患者面前讲刺激性语言,严禁态度粗暴;不要将过喜或过悲的事情告诉患者。

(2)经常接近患者,与其谈心,了解患者心态,给予其帮助鼓励,尽量满足患者的合理要求。

(3)对认知错觉者,如患者怀疑食物中有人放毒时,可让患者共同进餐,或要求与别人调换食物者,则应设法恰当地满足其要求,以解除其疑虑,取得其信任。

(4)对有自杀、自伤、轻生念头的患者,要做好安全防范工作,多加巡视,必要时日夜专人守护。耐心做好安慰解释工作,使其改变不良心境,树立乐观情绪;也可用转移注意法,引导其思维,从而转变其精神状态。

(5)迫害妄想者常恐惧不安,甚至有出逃的可能。要密切观察患者的行为表现,仔细研究其原因,耐心说服解释,必要时有人陪伴,以减轻其惊恐心绪。

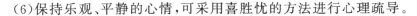

（6）保持乐观、平静的心情，可采用喜胜忧的方法进行心理疏导。

（八）健康宣教

1.用药

长期服药者按时服药及复查，不宜自行停药或减量。家属应看护患者服药，服药后要观察片刻，以免患者用探吐法拒服药物。

2.饮食

宜选择清热、祛痰、疏肝、安神作用的食品，一般给予普食即可。重视食物的花样品种，尽量注意色、香、味。

3.运动

鼓励患者适当地参加体力和脑力活动，坚持治疗服药，配合气功及体育疗法，发作未完全控制前，不宜单独外出、游泳、登高、开车等。

4.生活起居

注意休息，保证充足睡眠。外出时，随身带有注明姓名、诊断、住址及联系方式的联系卡。培养兴趣爱好，如练习书画、听音乐等，转移患者的注意力，消除、淡化不良情绪。

5.情志

了解家庭及社会环境对患者疾病的影响，有针对性地做好相关人员的工作，取得配合，对患者要关心爱护，对患者的各种病态不可讥笑，不要议论。尽量减少诱发因素。

6.定期复诊

遵医嘱定时复诊，如出现病情加重时应及时就医。

四、头痛

（一）概述

头痛因风、寒、湿、热等外邪侵袭，或风火虚阳上扰，痰浊淤血阻滞，致经气不利、气血逆乱、清阳不升、脑神失养等所致。以患者自觉头部疼痛为主要临床表现。病位在经络、气血及脑髓。脑血管意外、颅内占位性病变、血管神经性头痛、三叉神经痛等可参照本病护理。

（二）辨证分型

1.风寒头痛

头掣痛牵连项，遇风受寒头痛加重，恶风寒，喜以布裹头。舌淡红，苔薄白，

155

脉浮紧。

2.风热头痛

头胀痛如裂,微恶风,面红、目赤,口渴喜饮,排便不畅或便秘,尿赤。舌质红、苔薄黄,脉浮滑而数。

3.风湿头痛

头痛如裹,肢体困重,纳呆胸闷,小便不利,大便或溏。舌淡、苔白腻,脉濡。

4.肝阳头痛

头痛而胀,心烦易怒,失眠,胸胁胀痛,面赤、口苦。舌红、苔薄黄,脉弦有力。

5.痰浊头痛

头痛眩晕,胸脘满闷、呕恶痰。舌淡、苔白腻,脉滑或弦滑。

(三)护理要点

1.一般护理

按中医内科急症一般护理常规进行。伴有发热、脑出血时,绝对卧床休息。疼痛未明确诊断时,慎用镇痛药。

2.病情观察

观察头痛部位、性质,头痛发作时间及有无呕吐等伴随症状。观察患者神志变化及瞳孔、体温、大小便、舌脉。头痛加重,出现口眼㖞斜、瞳孔大小不等、肢体麻木震颤时,立即报告医师,配合处理。

3.情志护理

稳定患者的情绪,解除思想顾虑,配合治疗。

4.饮食护理

以清淡、利湿、易消化为原则,勿过饱,忌食肥腻、黏滑及烟酒刺激之品。

5.用药护理

遵医嘱按时给药,病情不明时不能给止痛药。

6.临床辨证护理

头痛剧烈时,遵医嘱给予针刺镇痛。高热性头痛可用冷毛巾敷前额部。出现壮热、项背强直、喷射性呕吐、抽搐时,立即报告医师,配合抢救。伴有恶心、呕吐者,遵医嘱给予针刺。

7.并发症护理

头痛伴有神志不清:密切观察患者的神志、生命体征、皮肤、尿量、汗出等情况,及时报告医师,给予患者保暖、吸氧、建立静脉通道等抢救准备,并配合治疗原发病。

(四)健康指导

指导患者及家属初步掌握缓解头痛的方法,如穴位按摩等;指导患者适当锻炼,注意饮食调理,如遇剧烈头痛时应及时就诊。

第二节　肺部疾病的中医护理

一、哮病

(一)概述

哮病是以发作性喉中哮鸣有声,呼吸困难,甚则喘息不得平卧为主要表现的顽固发作性肺系疾病。哮病的病因为脏气虚弱,宿痰伏肺,复因外邪侵袭、饮食不当、情志失调、劳累过度等因素诱发。支气管哮喘和喘息型支气管炎以及其他原因引起的哮喘均可参考本病护理。

(二)辨证论治

1.寒哮

呼吸急促,喉中哮鸣有声,胸膈满闷如塞,咳不甚,痰少、咳吐不爽,口不渴或口渴喜热饮,面色晦滞带青,形寒畏冷。舌淡、苔白滑,脉浮紧或弦紧。治以温肺散寒、化痰平喘。

2.热哮

气粗息涌,喉中痰鸣如吼,胸高胁胀,咳呛阵作,咳痰色白或黄、黏稠厚浊,咳吐不利,烦闷不安,面赤汗出,口苦,口渴喜饮。舌红、苔黄腻,脉滑数或弦滑。治以清热肃肺、化痰定喘。

3.肺虚

气短声低,咳痰清稀色白,喉中常有轻度哮鸣音,每因气候变化而诱发,面色㿠白。舌淡、苔薄白,脉细弱或虚大。治以补肺固卫。

4.脾虚

气短不足以息,少气懒言,每因饮食不当而引发。舌淡、苔薄腻或白滑,脉细弱。治以健脾化痰。

5.肾虚

平素气息短促,动则为甚,腰酸腿软,脑转耳鸣,不耐劳累,下肢欠温,小便清

157

长。舌淡苔白质胖或舌红少苔,脉沉细。治以补肾纳气。

(三)病情观察要点

1.发作前症状

如打喷嚏、流鼻涕、干咳,鼻咽、咽部发痒等黏膜过敏表现。

2.诱发因素

如受寒、过热、饮食不当、疲劳过度、烟酒和异味刺激等。

3.呼吸道症状

观察患者呼吸频率、节律、深浅及呼气与吸气时间比,观察患者痰的色、质、量,咳痰时的伴随症状,咳痰的难易程度,呼吸道是否通畅。

4.伴随症状

观察病情变化,哮病发作及持续时间,患者的神志、面色、汗出、体温、脉搏、血压等情况,口唇及四肢末梢的发绀程度。

5.并发症

有无电解质、酸碱平衡失调,呼吸衰竭,自发性气胸等。

6.危重症的观察

(1)发作持续 24 小时以上,出现呼吸困难、发绀、大汗、面色苍白提示病情危重。

(2)患者出现头痛、呕吐、意识障碍时,应观察是否有二氧化碳潴留,配合医师实施治疗、抢救。

(四)症状护理要点

1.病室环境

(1)病室应避免各种变应原,如烟雾、油漆、花草等异味刺激性气体。

(2)寒哮患者病室温度宜偏暖,避风寒。

(3)热哮患者病室应凉爽通风,防止闷热,但应避免对流风。

2.避免诱发因素

哮病患者应避免寒冷、饮食不节、疲劳、烟酒等诱发因素。

3.及时处理发作前症状

当哮病患者出现打喷嚏、流鼻涕、干咳、咽痒等发作前症状时,立即通知医师,及时用药,减轻或预防哮病的发生。

4.体位

(1)哮病发作时给予端坐位或半坐卧位,也可让患者伏于一小桌上,以减轻

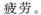

疲劳。

（2）出现烦躁时应给予床档保护，防止跌伤。

5.痰多，痰黏

哮鸣咳痰多，痰黏难咳者，用叩背、雾化吸入等法，助痰排出。

6.喘息哮鸣，心中悸动

喘息哮鸣，心中悸动者，应限制活动，防止喘脱。

7.吸氧

遵医嘱给予用氧治疗。

8.艾灸法

哮病发作时可艾灸肺俞、膈俞 20 分钟，寒哮发作时艾灸天突、膻中、气海等穴。

9.中药吸入剂

寒哮发作时，用洋金花叶放在纸卷中点火燃烧，作吸入剂用。

10.拔火罐治疗

热哮取肺俞（双）、大椎、双风门、伏兔、丰隆等穴。

11.穴位按揉

足三里、合谷、后溪、昆仑等穴，或指压舒喘穴。

12.哮病持续发作

哮病持续发作者，且伴有意识障碍、呼吸困难、大汗、肢冷等症，应立即通知医师，配合抢救。

(五)饮食护理要点

饮食宜清淡、富营养，少食多餐，不宜过饱。忌生冷、辛辣、鱼腥发物、烟酒等食物。

1.寒哮

宜进食温热宣通之品，以葱、姜、胡椒等辛温调味以助散寒宣肺，忌生冷、海腥、油腻等食物。

食疗方：麻黄干姜粥（麻黄、干姜、甘草、粳米煮粥服用）。

2.热哮

宜食清淡、易消化的半流质饮食，多饮果汁，如梨汁。

食疗方：加味贝母梨膏（川贝母、杏仁、前胡、生石膏、甘草、橘红、雪梨熬成糊状服用）。

3.肺虚

宜食动物肺、蜂蜜、银耳、百合、黄芪膏等补肺气之品。

食疗方:黄芪炖乳鸽、黄芪炖燕窝等。

4.脾虚

宜食如莲子、山药、糯米、南瓜、芡实等清淡、易消化、补脾之品,注意少食多餐。

食疗方:参芪粥、山药半夏粥。

5.肾虚

宜食木耳、核桃、胡桃、杏仁等补肾纳气之品。

食疗方:白果核桃粥、五味子蛋(五味子煮汁腌鸡蛋)。

(六)中药使用护理要点

1.口服中药

口服中药时,应与西药间隔30分钟左右。

(1)哮病发作时暂勿服药,一般在间歇时服用。如有定时发作者,可在发作前1~2小时服药,有利于控制发作或减轻症状。

(2)寒哮汤药宜热服;热哮汤药宜温服。

(3)固肾定喘丸:过敏体质者慎用。

(4)哮病因痰而起,故哮病合并咳嗽者慎用止咳药,以免痰液淤积,加重病情。

2.中药注射剂

中药注射剂应单独使用,与西药注射剂合用时须前后用生理盐水做间隔液。

止喘灵注射液:孕妇及高血压病、心脏病、前列腺肥大、尿潴留患者慎用;出现多尿时应立即通知医师,并观察是否发生血容量降低、电解质紊乱。不宜与氨茶碱配伍。

3.外用中药

观察局部皮肤有无不良反应。

中药敷贴:使用时应告知患者敷贴处皮肤可能出现灼热、发痒的情况,观察用药后反应。有明显热证、合并支气管扩张、咯血的患者不宜贴敷。

(七)情志护理要点

(1)病室环境宜安静,减少探视,避免不良情绪刺激。

(2)哮病发作时来势凶猛,患者多表现为惊恐万分,因此发作期首先应稳定患者的情绪,使其积极配合治疗。

(3)慢性反复发作的哮病迁延不愈,患者易悲观、焦虑,护士应关心安慰患者,让患者了解哮病是可以控制和缓解的,稳定患者情绪,以利康复。

(4)与哮病患者共同分析、寻找变应原和诱发因素并设法避免,树立战胜疾病的信心。

(八)健康宣教

1.用药

患者可掌握常用吸入制剂的用法、用量,急性发作时能正确地使用,以快速缓解支气管痉挛。

2.饮食

饮食宜清淡,忌油腻;宜温和,忌过冷、过热;宜少食多餐,不宜过饱;忌过甜过咸;不吃冷饮及人工配制的含气饮料;避免吃刺激性食物和产气食物。

3.运动

加强体质训练,根据个人情况,选择太极拳、内养功、八段锦、慢跑、呼吸操等方法长期锻炼,避免剧烈运动。

4.生活起居

注意气候变化,做好防寒保暖,防止外邪诱发;避免接触刺激性气体及灰尘;忌吸烟、饮酒。随身携带吸入制剂。

5.情志

保持情绪稳定,勿急躁、焦虑;避免情绪刺激诱发哮喘。

6.定期复查

遵医嘱定期复诊。

7.预防

做好哮喘日记,记录发病的症状、发作规律、先兆症状、用药情况及用药后反应;积极寻找变应原,预防哮病复发。

二、肺痨

(一)概述

肺痨是具有传染性的慢性虚弱疾病,以咳嗽、咯血、潮热、盗汗及身体逐渐消瘦为主要临床特征。本病致病因素分为内因与外因,外因系指痨虫传染,内因系指正气虚弱,两者往往互为因果。肺结核可参照本病护理。

(二)辨证论治

1.肺阴亏虚

干咳少痰或痰中带血,胸痛、潮热、颧红,或有轻微盗汗,口干舌燥。舌红、苔薄黄、少津,脉细或兼数。治以滋阴润肺,清热杀虫。

2.阴虚火旺

呛咳气急,痰少质黏或量多,难咳,时时咯血,色鲜红,午后潮热,五心烦热,骨蒸,颧红,口渴,心烦,失眠盗汗,急躁易怒,胸胁掣痛。舌红干、苔薄黄或剥,脉细数。治以补益肺肾,滋阴降火。

3.气阴耗伤

咳嗽无力,气短声低,或咯血(色淡红),午后潮热,畏风怕冷,自汗,纳少便溏,面色㿠白,颧红。舌质嫩红,边有齿痕,苔薄,脉细弱数。治以养阴润肺、益气健脾。

4.阴阳两虚

痰中或见夹血、血色黯淡,咳逆喘息少气,形体羸弱,劳热骨蒸,面浮肢肿,潮热,形寒,自汗。舌光质红少津,脉细数或兼数。治以温补脾肾,滋养精血

(三)病情观察要点

(1)发热的时间和热势,观察患者发热规律。患者发热时是否伴有颧红、盗汗、骨蒸发热、手足心热等。

(2)咳嗽发作的性质及程度。

(3)咳痰的量、色、性状。

(4)是否伴有咯血,咯血的量、颜色、性质,出血的速度及意识状态、生命体征。

(5)胸痛患者应观察疼痛的时间、性质,如出现呼吸困难,要立即报告医师。

(6)患者体重的变化。

(四)症状护理要点

(1)病室环境安静、整洁、阳光充足、空气新鲜,室内禁止吸烟。防止灰尘及烟味刺激导致咳嗽加重。对于有结核病灶的患者,严格执行呼吸道隔离,病床之间不得少于 1.6 m,病室定时消毒。

(2)发热定时测量体温,做好发热护理。

(3)痰多不能自行咳出的患者,可协助翻身拍背,或遵医嘱予清肺化痰中药雾化吸入。

（4）干咳较重时，嘱患者切忌用力，遵医嘱给予止咳药；若呛咳气急、咽痒、口中有血腥味，为咯血先兆，应嘱患者患侧卧位，头偏向一侧，防止窒息。

（5）咯血的护理：①患者可选用半卧位或头侧平卧位，大咯血时应绝对卧床休息。②不要大声讲话，剧烈咳嗽、咯血量多者禁食，咯血停止后或少量咯血时，可行半流食。③准确记录出血量，观察患者咯血时的面色、神志、汗出、肢温及生命体征的变化，出现血脱先兆及时通知医师，准备抢救物品及止血药。

（6）胸痛时指导患者勿用力咳嗽，取舒适体位缓解疼痛。

（7）每周测量体重 1 次，为肺痨患者提供高热量、高蛋白、富含维生素的饮食。

（8）肺痨盗汗者可用五倍子、飞朱砂敷脐，贴敷过程中注意局部皮肤的观察。

（9）气功疗法：做正卧位内养功，通过平卧、放松、入静、意守、调息等，可调整脏腑、平衡阴阳，改善症状，提高机体免疫力。

（五）饮食护理要点

饮食宜清淡、易消化、高热量、高蛋白、富含维生素，忌食生冷及肥甘厚腻的食物，宜少食多餐，进食时细嚼慢咽。

1.肺阴亏虚

宜食百合、鸭梨、银耳、藕汁等滋阴润肺之品。

食疗方：贝母冰糖炖豆腐。

2.阴虚火旺

宜食甲鱼、鸡蛋、冬瓜、萝卜等滋阴降火之品。

食疗方：冰糖银耳羹。

3.气阴两虚

宜食鱼、牛奶、红枣、莲子、黑芝麻等补益气血之品。

食疗方：百合猪肺汤（猪肺、百合、党参煮汤）。

4.阴阳两虚

宜食百合、银耳、人参、甲鱼等滋阴补阳之品。

食疗方：虫草大枣汤（人参、冬虫夏草、大枣、冰糖煮水服用）。

（六）中药使用护理要点

强调早期、联合、适量、规律、全程化疗的重要性，使患者树立战胜疾病的信心，积极配合治疗。当出现巩膜黄染、肝区疼痛、胃肠不适、眩晕、耳鸣等不良反应时及时与医师联系，勿自行停药。

1.口服中药

口服中药时,应与西药间隔30分钟左右。

(1)滋阴降火、润肺补肾的中药汤剂,可早晚空腹服用。

(2)服用滋阴益气类药物不宜喝茶及吃萝卜等降气食物。

(3)人参固本丸:宜饭前服用,不宜同时服用五灵脂、皂角制剂,以免影响药效。高血压病患者慎用。

2.外用中药

观察局部皮肤有无不良反应。

(1)可佩戴安息香保养元气,增强正气。

(2)用雄黄酒擦迎香穴,以达辟秽之功。

(3)用净五灵脂、白芥子、生甘草研末加醋,与蒜捣匀,贴敷于颈椎至腰椎夹脊穴旁开1.5寸处,1～2小时,皮肤灼热取之。

(七)情志护理要点

(1)病室环境宜安静,减少探视,避免不良情绪刺激。

(2)肺痨患者病情迁延,长期养病并需隔离修养,生活单调乏味,因此应鼓励患者可以通过散步、打太极拳、画画、练书法、听音乐等方式丰富生活,缓解不良情绪。

(3)劝患者禁恼怒,息妄想,树立战胜疾病的信心。

(八)健康宣教

1.用药

坚持服用抗结核药,严格遵医嘱服药,保证治疗的全程、联合、规律,严禁擅自停药、加药或减药,以防复发。服药期间注意不良反应,定期检查肝、肾功能。

2.饮食

饮食宜清淡,宜食养阴清热之品,加强营养,多饮水,忌食辛辣刺激之品。

3.运动

注意锻炼身体,可进行散步、打太极拳等有氧运动,增强体质。

4.生活起居

痰培养阳性时,有一定传染性,适当戴口罩隔离;痰培养阴性后,传染性较小。每天增加开窗通风时间。注意气候的变化,防止复感外邪,加重病情。注意休息,防止过劳。养成不随地吐痰的习惯,患者使用的痰具等用具均应消毒。戒烟,远房事。

5.情志

保持良好心态,避免恼怒、悲伤、恐惧。

6.定期复诊

遵医嘱定期复查,如出现咳嗽、乏力、消瘦、发热等症状应及时就医。

三、肺癌

(一)概述

原发性肺癌是指原发于支气管黏膜和肺泡的癌(不包括气管癌及转移性肺癌),简称肺癌。肺癌的发生多与正气内虚、邪毒外侵、痰浊内聚、气滞血瘀阻结于肺,肺失宣降等因素有关。本病属于中医学的"肺积"等病的范畴。

(二)辨证论治

1.肺热痰瘀

咳痰不畅,咳痰不爽,胸闷气急或胸闷背痛,痰中带血,大便秘结。舌黯红,苔白腻,脉弦。治以清肺理气,除痰散结。

2.脾虚痰湿

咳嗽痰多,胸闷,纳呆,神疲乏力,短气,腹胀,大便溏。舌淡胖,边有齿痕,苔白腻,脉濡缓。治以健脾化湿,宣肺豁痰。

3.阴虚痰热

咳嗽痰少或干咳无痰,痰中带血,胸闷,气短,心烦失眠,口干,大便秘结,潮热盗汗。舌红,苔少或薄黄,脉细数。治以滋肾清肺,豁痰散结。

4.气阴两虚

咳嗽少痰,咳声低微,痰中带血,气促,神疲乏力,纳少短气,口干不多饮。舌红,苔薄,脉细弱。治以益气养阴,化痰散结。

(三)病情观察要点

1.咳嗽

(1)肿瘤侵犯支气管壁呈浸润性生长时表现为阵发性刺激性呛咳,无痰或仅有少量白色泡沫样黏痰。

(2)肿瘤位于支气管或隆嵴附近表现为剧烈呛咳。

(3)肿瘤位于细小支气管黏膜上常无咳嗽或咳嗽不明显。

(4)肿瘤完全阻塞支气管腔表现为咳嗽减少或消失。

2.咯血

咯血表现为间断性反复咳少量血痰,往往血多于痰,色鲜红,偶见大咯血,持续时间不一。

3.发热

（1）炎性发热：由于支气管阻塞或管腔受压或出现继发性感染引起的发热。

（2）癌性发热：癌性发热即使高热有时也无特别异常的化验检查结果，发热持续时间较长，发热时轻时重，每天至少有一次超过 37.8 ℃，持续时间可达数周以上，伴有感染时可出现连续高热，感染消除后仍会持续发热。

4.胸痛

（1）肿瘤侵犯所在组织，出现不定时的胸闷，压迫感或钝痛。

（2）支气管阻塞引起肺不张，造成壁层胸膜牵引，引起胸痛。

5.气急

（1）胸闷气急：肿瘤在叶支气管或主支气管口时。

（2）严重气急：大量胸腔积液、心包积液时。

6.肺外症状

肺癌被称为非内分泌性的内分泌肿瘤，通过异位激素或类似物质产生异位内分泌作用，从而产生肺外症状，出现骨、关节肥大，杵状指，男性乳房增大，库欣综合征，类癌综合征，低钠血症，低血糖综合征，水中毒，黑色棘皮症及皮肌炎等。

（四）症状护理要点

1.咳嗽、咳痰

（1）气虚衰弱、无力咳痰者：应帮助患者翻身拍背，并教会其有效咳痰方法。

（2）穴位按压：肺俞、心俞、尺泽、曲池穴，有清肺化痰的作用。

（3）大咯血：①及时建立静脉通路，遵医嘱予吸氧及药物治疗。②保持呼吸道通畅防止窒息。③观察神志、尿量及生命体征情况。

2.高热

应卧床休息，限制活动，遵医嘱用药，必要时给予物理降温。指导其多饮温开水；汗多者，应及时擦干汗液，用温开水清洗皮肤，勤换内衣及床单，勿汗出当风。

3.胸痛

应患侧卧位，遵医嘱予肿瘤外用贴敷治疗，理气活血通络，帮助减轻疼痛。也可采用放松术，如缓慢呼吸、全身肌肉放松、听音乐等。

4.胸闷气急

应稳定其情绪，卧床休息，保持室内空气新鲜，光线柔和，减少不必要的人员走动。大量胸腔积液、心包积液而引起的严重气急可遵医嘱由医师予胸腔穿刺。

遵医嘱吸氧。

(五)饮食护理要点

饮食宜清淡、营养丰富,忌食煎炒燥热、肥甘厚味、寒湿生冷及辛辣刺激之品。

1.术后患者

饮食宜补气养血为主,如杏仁露、莲藕、白菜、白萝卜等。

2.放疗时肺阴大伤

饮食宜滋阴养血为主,如新鲜蔬菜、新鲜水果、核桃仁、枸杞等。

3.化疗时气血两伤

饮食宜补益气血为主,如鲜鲤鱼、白木耳、香菇、燕窝、银杏等。

4.辨证食疗

(1)肺热痰瘀:宜食清肺理气、除痰散结之品,如花旗参、百合、绿豆等。可选用杏仁川贝老鸭汤(老鸭、北杏仁、党参、熟地黄、川贝母),雪梨鱼腥草饮(雪梨、鱼腥草)。

(2)脾虚痰湿:宜食健脾化湿、宣肺豁痰之品,如山药、薏苡仁、冬瓜仁、扁豆、红小豆等。可选用百合肚肺汤(猪肺、猪肚、火腿、百合)。

(3)阴虚痰热:宜食滋肾清肺、豁痰散结之品,如薏苡仁、山药等。可选用贝梨猪肺汤(猪肺、川贝母、雪梨);百合枇杷羹(百合、枇杷、鲜藕)。

(4)气阴两虚:宜食益气养阴之品,如甲鱼、白果、豆浆等。可选用燕窝银耳粥(猪瘦肉、大米、银耳、燕窝),冬虫夏草鸭。

(六)中药使用护理要点

1.口服中药

口服中药时,应与西药间隔30分钟左右。

(1)止咳糖浆不要用水稀释,喝完糖浆后5分钟内最好不要喝水。

(2)健脾益肾颗粒:服药期间,饮食宜进清淡、易消化之品,忌食辛辣、油腻、生冷之品。

(3)肺瘤平膏:宜饭后30分钟,以温水冲服。腹泻、咯血者忌用。

(4)威麦宁胶囊:饭后30分钟口服。

(5)益肺清化颗粒:饭后30分钟口服。

2.中药注射剂

中药注射剂应单独使用,与西药注射剂合用时须前后用生理盐水做间隔液。

(1)艾迪注射液:含斑蝥,有毒,注意监测肝、肾功能。不宜与人血白蛋白等配伍。

(2)榄香烯注射液:有进行性出血倾向者应慎用。建议使用中心静脉置管给药。

(3)康莱特注射液:首次使用滴速应缓慢;当药物出现油、水分层(乳析)现象时,严禁静脉使用;应使用带终端滤器的输液器;建议使用中心静脉置管给药。

3.外用中药

观察局部皮肤有无不良反应。

理气活血通络方外敷:治疗肺癌引起的胸部及肩背部疼痛,多采用热湿敷,热水调药,温度以患者感觉舒适为宜,一般为 $37\sim45$ ℃,贴敷时间为 6～8 小时,外用纱布覆盖,并用敷料固定好。有活动性出血或是有出血倾向的患者禁用,贴敷部位皮肤完整性受损的患者禁用。

(七)健康宣教

1.用药

遵医嘱用药,不可随意增减药量或停药。

2.饮食

饮食宜清淡、营养丰富,忌食煎炸燥热、肥甘厚味、生冷及辛辣刺激之品。

3.运动

适当运动,不宜过劳,以不感乏力、气短为宜;可选择慢步走、打太极拳、练气功、练呼吸操等,多到大自然中呼吸新鲜空气。

4.生活起居

鼓励戒烟;注意个人卫生,做好口腔护理;保持居住环境整洁,空气清新,避免刺激性气味;注意保暖,随天气变化增减衣服,切记当风受凉,防止呼吸道感染。

5.情志

过忧伤肺,切勿大喜大悲,保持心态平和,情绪乐观稳定。

6.定期复诊

遵医嘱定时复诊,如出现咳嗽、胸痛加重、大咯血时应及时就医。

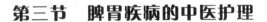

第三节 脾胃疾病的中医护理

一、痢疾

(一)概述

痢疾是以腹痛,里急后重,大便次数增多,痢下赤白脓血为主症的病证。是夏秋季常见的肠道传染病。病因有外感时疫邪毒和内伤饮食两方面。细菌性痢疾、阿米巴痢疾,以及溃疡性结肠炎、放射性结肠炎、细菌性食物中毒等出现类似本节所述症状者,可参照本病护理。

(二)辨证论治

1.湿热痢

腹痛,里急后重,下痢赤白脓血,赤多白少或纯下赤冻,肛门灼热,小便短赤,或发热恶寒,头痛身楚,口渴发热。舌红、苔黄腻,脉滑数。治以清热解毒,调气行血。

2.疫毒痢

起病急骤,壮热,恶心呕吐,大便频频,痢下鲜紫脓血,腹痛剧烈,口渴,头痛,后重感特著,甚者神昏惊厥。舌红绛、苔黄燥,脉滑数或微欲绝。治以清热凉血解毒。

3.寒湿痢

腹痛拘急,痢下赤白黏冻、白多赤少,里急后重,脘闷,口淡,饮食乏味,头身困重。舌淡、苔白腻,脉濡缓。治以温中燥湿,调气和血。

4.阴虚痢

下痢赤白,日久不愈,或下鲜血,脐下灼痛,虚坐努责,食少,心烦,口干口渴。舌红绛少津、苔少或花剥,脉细数。治以养阴清肠化湿。

5.虚寒痢

下痢稀薄,带有白冻,甚则滑脱不禁,腹部隐痛,排便不爽,喜按喜温,久痢不愈,食少神疲,四肢不温。舌淡、苔白滑,脉沉细而弱。治以温补脾肾,收涩固脱。

6.休息痢

下痢时发时止,常因饮食不当、受凉、劳累而发,发时便频,夹有赤白黏冻,腹胀食少,倦怠嗜卧。舌淡、苔腻,脉濡软虚数。治以温中清肠,调气化滞。

(三)病情观察要点

1.腹痛、里急后重

观察发作的时间、性质、部位、程度、与体位的关系、缓解的方法及伴随症状。

(1)新病年少,形体壮实,腹痛拒按,里急后重便后减轻者多为实证;久病年长,形体虚弱,腹痛绵绵,痛而喜按,里急后重便后不减或虚坐努责者为虚证。

(2)湿热痢腹痛阵作;疫毒痢腹痛剧烈;寒湿痢腹部胀痛;阴虚痢为脐腹灼痛,或虚坐努责;虚寒痢常为腹部隐痛,腹痛绵绵。

2.肛门灼痛

其与湿热下注、肛周炎症、分泌物刺激有关。

3.大便次数及性状改变

注意观察大便与腹痛的关系,大便的次数、性质、量、气味、颜色、有无脓血黏冻。

(1)痢下白冻或白多赤少者,多为湿重于热,邪在气分,其病清浅;若纯白冻清稀者,为寒湿伤于气分;白而滑脱者属虚寒。

(2)痢下赤冻,或赤多白少,多为热重于湿,热伤血分,其病较深;若痢下纯鲜血者,为热毒炽盛,迫血妄行。

(3)痢下赤白相杂,多为湿热夹滞。

(4)痢下色黄而深,其气臭秽者为热;色黄而浅,不甚臭秽者为寒。

(5)痢下紫黑色、黯褐色者为血瘀,痢下色紫黯而便质清稀者为阳虚。

(6)痢下焦黑,浓厚臭秽者为火。

(7)痢下五色相杂为湿热疫毒。

4.发热

观察发热程度及伴随症状。

(1)湿热痢若兼有表证则恶寒发热、头痛身楚,热盛灼津则口渴。

(2)疫毒痢热因毒发,故壮热。热盛伤津则口渴,热扰心神则烦躁,热扰于上则头痛。热入营分,高热神昏谵语者,为热毒内闭。

(四)症状护理要点

1.腹痛、里急后重

(1)腹痛时,可指压内关或合谷等穴位。

(2)疫毒痢者,腹痛剧烈,痢下次多,应暂禁食,遵医嘱静脉补液或按揉天枢、

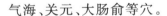

气海、关元、大肠俞等穴。

(3)寒湿痢者,腹部冷痛,注意保暖,给予热敷,或用白芥子、生姜各 10 g,捣烂成膏敷脐部。

(4)虚寒痢者,腹痛绵绵,注意四肢保暖,可给予艾灸天枢、神阙等穴,或食用生姜、生蒜,以温中散寒。

(5)患者里急后重时,嘱患者排便不宜过度用力或久蹲,以免脱肛。

2.肛门灼痛

(1)保持肛周皮肤清洁,便后用软纸擦肛门并用温水清洗,如肛门周围有糜烂溃破,可遵医嘱外涂油膏治疗。

(2)肛门灼热、水肿时,可遵医嘱予中药熏洗。

(3)有脱肛者,清洁后用消毒纱布涂上红油膏或黄连软膏轻轻还纳。

3.发热

(1)正确记录体温、脉搏、呼吸、汗出情况。

(2)保持皮肤清洁,汗出后用毛巾擦拭,并及时更换湿衣被,保持床铺清洁干燥。

(3)协助高热患者做好口腔护理,饭前饭后用银花甘草液、氯己定、生理盐水等漱口,口唇干裂可涂保湿唇膏或油剂。

(4)保证足够液体入量,鼓励患者多饮温开水、淡糖盐水,可用麦冬、清竹叶、灯心草等泡水代茶饮或遵医嘱静脉补液。

(5)高热无汗时,可遵医嘱行物理降温或给予中西药退热,或给予背部刮痧以辅助治疗。观察退热情况,防止抽搐、神昏等险证。

(五)饮食护理要点

饮食以清淡、细软、少渣、易消化的流质或半流质饮食为主,鼓励患者多饮温开水或淡盐水,每天总入液量为 3 000 mL 左右。不宜饮用牛奶,忌食生冷、辛辣、油腻、硬固、煎炸之品,忌豆类、薯类等产气食品。

1.湿热痢
宜食清热解毒之品,如铁苋菜、地锦草、马齿苋、西瓜、苹果等。
食疗方:蒜泥马齿苋、薏米粥、陈茗粥(陈茶叶、大米)。

2.疫毒痢
宜食清热凉血解毒之品,如鲜芦根煎汤代茶饮,痢下次多,应暂禁食。
食疗方:鲫鱼汤。

3.寒湿痢

宜食温中燥湿、调气和血之品,如粳米、鲈鱼、大枣等。

食疗方:薏米莲子粥、大蒜炖肚条、肉桂粥。

4.阴虚痢

宜食养阴清肠化湿之品,如黑木耳、茯苓、枸杞子、桑椹、龙眼肉、薏苡仁、莲子及大枣等。

食疗方:绿茶蜜饮、绿豆汤、石榴皮煮粥(石榴皮、粳米)。

5.虚寒痢

宜食温补脾肾、收涩固脱之品,如山药、莲子、胡桃肉、白扁豆、薏苡仁、生姜、生蒜等。

食疗方:姜汤、桃花粥、豆蔻粥(肉豆蔻、生姜、粳米)。

6.休息痢

宜食温中清肠、调气化滞之品,如粳米、南瓜、香菇、黄花菜等。

食疗方:参枣米饭、山药饼。

(六)中药使用护理要点

1.口服中药

口服中药时,应与西药间隔30分钟左右。

(1)中药汤剂:宜饭前服用。若有恶心,服用前可以在舌上滴少许生姜汁。

(2)香连浓缩丸(片):不宜与阿托品、咖啡因等同用,否则会增加生物碱的毒性;忌油腻、生冷之品,禁烟、酒。

(3)葛根芩连微丸(胶囊):泄泻腹部凉痛者忌服。

(4)芩连片:泄泻腹部凉痛者忌服。不宜与乳酶生、双歧杆菌活菌同服。

2.中药注射剂

中药注射剂应单独使用,与西药注射剂合用时须前后用生理盐水做间隔液。

穿心莲注射剂:不宜与氟罗沙星、左氧氟沙星、乳酸环丙沙星、妥布霉素、红霉素、阿米卡星、维生素 B_6 等同用。

3.外用中药

观察局部皮肤有无不良反应。

(1)保留灌肠:给药前排空二便,取右侧卧位,臀部抬高 10 cm,液面距肛门不超过 30 cm,肛管插入15 cm左右,药液温度39~41 ℃,量50~100 mL,徐徐灌入,灌完后取平卧位,再取左侧卧位,保留 60 分钟以上,保留至次晨疗效更佳。

(2)中药贴敷:神阙穴,1 次/天,每次贴敷 3~4 小时。注意观察局部皮肤有

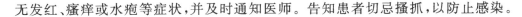

无发红、瘙痒或水疱等症状,并及时通知医师。告知患者切忌搔抓,以防止感染。

(七)健康宣教

1.用药

慢性患者应坚持治疗,在医师指导下合理用药。

2.饮食

不宜过食生冷,不吃变质食物。在痢疾流行季节可以适量食用生蒜瓣,或用马齿苋、绿豆煎汤饮用以预防感染。

3.运动

宜卧床静养,不可过度活动。指导久病体虚的患者循序渐进地锻炼身体,增强抗病能力和促进康复。

4.生活起居

注意个人卫生,养成饭前、便后洗手习惯,预防疾病发生和传播。加强饮食卫生管理,避免外出用餐,防止病从口入。久病初愈,正气虚弱,注意生活起居有节,劳逸结合。

5.情志

开展多种形式的文娱活动,以丰富生活内容,怡情悦志。

6.定期复诊

遵医嘱定期复诊,若出现大便次数及性状的改变、腹痛、里急后重等症状时,应及时就医。

二、呕吐

(一)概述

凡由于胃失和降,气逆于上,迫使胃中之物从口中吐出的一种病证,称为呕吐。多由于外感六淫、内伤饮食、情志不调、禀赋不足等影响于胃,使胃失和降、胃气上逆所致。急性胃炎、胃黏膜脱垂症、神经性呕吐、幽门痉挛、不完全性幽门梗阻、胆囊炎、胰腺炎等出现呕吐时可参照本病护理。

(二)辨证论治

1.外邪犯胃

突然呕吐,胸脘满闷,发热恶寒,头身疼痛。舌苔白腻,脉濡缓。治以疏邪解表,化浊和中。

2.饮食停滞

呕吐酸腐,脘腹胀满,嗳气厌食,大便或溏或结。舌苔厚腻,脉滑实。治以消食化滞,和胃降逆。

3.痰饮内停

呕吐清水痰涎,脘闷不食,头眩心悸。舌苔白腻,脉滑。治以温中化饮,和胃降逆。

4.肝气犯胃

呕吐吞酸,嗳气频作,胸胁胀痛。舌红、苔薄腻,脉弦。治以疏肝理气,和胃降逆。

5.脾胃虚寒

呕吐反复迁延不愈,劳累或饮食不慎即发,伴神疲倦怠,胃脘隐痛,喜暖喜按。舌淡或胖、苔薄白,脉弱。治以温中散寒,和胃降逆。

6.胃阴不足

时时干呕恶心,呕吐少量食物黏液,饥不欲食,咽干口燥,大便干结。舌红少津,脉细数。治以滋阴养胃,降逆止呕。

(三)病情观察要点

1.呕吐

观察呕吐的虚实,呕吐物的性状与气味,呕吐时间等。

(1)呕吐的虚实:发病急骤,病程较短,呕吐量多,呕吐物酸腐臭秽,多为实证;起病缓慢,病程较长,呕而无力,呕吐量不多,呕吐物酸臭不甚,伴精神萎靡,倦怠乏力多为虚证。

(2)呕吐物的性状:酸腐难闻,多为食积内腐;黄水味苦,多为胆热犯胃;酸水绿水,多为肝气犯胃;痰浊涎沫,多为痰饮中阻;泛吐清水,多为胃中虚寒。

(3)呕吐的时间:大怒、紧张或忧郁后呕吐,多为肝气犯胃;暴饮暴食后发病,多为食滞内停;突然发生的呕吐伴有外感表证者,多为外邪犯胃;晨起呕吐在育龄女性,多为早孕;服药后呕吐,则要考虑药物反应。

2.伴随症状

如出现下述症状,及时报告医师,配合抢救。

(1)呕吐剧烈,量多,伴见皮肤干燥,眼眶下陷,舌质光红。

(2)呕吐频繁,不断加重或呕吐物腥臭,伴腹胀痛、拒按、无大便及矢气。

(3)呕吐物中带有咖啡样物质或鲜血。

(4)呕吐频作,头昏头痛,烦躁不安,嗜睡、呼吸深大。

(5)呕吐呈喷射状,伴剧烈头痛、颈项强直,神志不清。

(四)症状护理要点

1.呕吐

(1)虚寒性呕吐:胃脘部要保暖,热敷或可遵医嘱隔姜灸中脘,或按摩胃脘部。

(2)寒邪犯胃呕吐时,可用鲜生姜煎汤加红糖适量热服。

(3)食滞欲吐者,可先饮温盐水,然后用压舌板探吐。

(4)呕吐后用温热水漱口,保持口腔清洁。

(5)呕吐频繁者可耳穴埋籽:取脾、胃、交感等穴。亦可指压内关、合谷、足三里等穴。

(6)穴位贴敷:取穴足三里、中脘、涌泉、内关、神阙等穴位。

(7)昏迷呕吐者,应予侧卧位,防止呕吐物进入呼吸道而引起窒息。

2.胸胁胀痛

稳定患者情绪,可推拿按揉肝俞、脾俞、阳陵泉等穴。

3.不思饮食

可自上而下按揉胃脘部,点按上脘、中脘、天枢、气海等穴。

4.咽干口燥

可用麦冬、玉竹或西洋参代茶饮。

5.恶寒发热

做好发热护理,根据医嘱采取退热之法,注意观察生命体征的变化。

(五)饮食护理要点

饮食应清淡、开胃、易消化,禁食辛辣、煎炸、肥甘、生冷、油腻的食物。宜少食多餐。

1.肝气犯胃

宜食陈皮、萝卜、山药、柑橘等理气降气之品,禁食柿子南瓜、马铃薯等产气的食物。

食疗方:香橙汤(香橙、姜、炙甘草)。

2.饮食停滞

宜食山楂、米醋等消食化滞、和胃降逆之品。

食疗方:山楂麦芽饮,炒莱菔子粥,山楂粥等。

3.阴虚呕吐

宜食木耳、鸡蛋、鲜藕、乳制品等益胃生津之品。

食疗方：雪梨汁、荸荠汁、藕汁、西洋参泡水、银耳粥等。

4.脾胃虚寒

宜食鸡蛋、牛奶、姜、熟藕、山药、红糖等温中健脾之品。

食疗方：姜丝红糖水，紫菜鸡蛋汤。

5.痰饮内停

宜食温化痰饮、和胃降逆之品，如姜、薏苡仁、山药、红豆等。

食疗方：山药红豆粥。

(六)中药使用护理要点

1.口服中药

口服中药时，应与西药间隔30分钟左右。

(1)中药汤剂：①取坐位服药，少量频服，每次20～40 mL，忌大口多量服药。②外邪犯胃、脾胃虚寒者宜饭后热服，饮食停滞、痰饮内停者宜饭后温服，肝气犯胃者宜饭前稍凉服。

(2)中成药。①舒肝丸(片、颗粒)：不应与西药甲氧氯普安合用。②沉香化气丸：不宜与麦迪霉素合用。③藿香正气散，保和丸，山楂丸：应在饭后服用。

2.外用中药

观察局部皮肤有无不良反应。

遵医嘱选穴，穴位贴敷时注意按时更换。

(七)情志护理要点

(1)护士应多与患者交谈，了解患者的心理状态，建立友好平等的护患关系。关怀、同情患者，减轻其紧张、烦躁及怕他人嫌弃的心理压力。

(2)教会患者进行自我舒缓情绪的方法，如音乐疗法、宣泄法、转移法等。

(3)鼓励患者多参与娱乐活动，如下棋、读报、看电视、听广播等。

(4)对精神性呕吐患者应消除一切不良因素刺激，必要时可用暗示方法解除患者不良的心理因素。

(八)健康宣教

1.用药

遵医嘱服药，中药汤剂应少量频服。

2.饮食

饮食应清淡、开胃、易消化，禁食辛辣、煎炸、肥甘、生冷、油腻的食物。注意饮食卫生，规律进食，少食多餐，逐渐增加食量，不暴饮暴食。

3.运动

加强身体锻炼,提高身体素质。每天饭前、饭后可用手掌顺时针方向按摩胃脘部10分钟。

4.生活起居

养成良好的生活习惯,注意保暖,特别注意胃部保暖,以减少或避免六淫之邪或秽浊之邪的侵袭。平日可于饭前饭后按摩内关、足三里等穴,每次5～10分钟。

5.情志

调摄精神,保持心情舒畅,避免精神刺激,防止因情志因素引起呕吐。

6.定期复查

遵医嘱定时复诊,若出现呕吐频繁,或伴腹胀、腹痛、无排便,或呕吐带血时需及时就医。

第四节 肝胆疾病的中医护理

一、胁痛

(一)概述

胁痛是以一侧或两侧胁肋部疼痛为主要表现的病证。多由于情志失调、饮食不节、外感湿热、劳欲久病或跌仆损伤等引起,肝胆失于疏泄条达而致本病。急慢性肝炎、肝硬化、肝寄生虫病、肝癌、急性胆囊炎、慢性胆囊炎、胆石症、慢性胰腺炎、胁肋外伤以及肋间神经痛等疾病以胁痛为主要症状时皆可参照本病护理。

(二)辨证论治

1.肝气郁结

胁肋胀痛,走窜不定,常因情志刺激而加重,胸闷太息,嗳气食少,妇女月经不调。苔薄,脉弦。治以疏肝理气。

2.肝胆湿热

胁肋灼热,胀痛拒按,口干咽干,胸闷纳呆,恶心呕吐,可兼有目赤或目黄、身黄;身热恶寒;小便黄赤,大便不爽。舌红苔黄腻,脉弦滑数。治以清热利湿。

3.瘀血阻络

胁肋刺痛,痛有定处,按之痛剧,夜尤甚,胁下或见痞块。舌紫黯,或有瘀斑,脉沉涩。治以祛瘀通络。

4.肝阴不足

胁肋隐痛,绵绵不休,遇劳加重,头晕目眩,口干咽燥,心中烦热。舌红少苔,脉弦细数。治以养阴柔肝。

(三)病情观察要点

1.疼痛

注意观察疼痛的部位、性质、时间及伴随症状、诱发因素等。注意是否有腹肌紧张、板状腹。

(1)胀痛且痛无定处,多属气滞。

(2)刺痛且痛有定处,多属血瘀。

(3)隐痛不已,多属肝阴不足。

(4)阵发性绞痛,多为胆结石症状。

2.呕吐

注意观察呕吐物的颜色、性质、量及呕吐的时间、次数,伴随症状。必要时留送标本。

3.皮肤变化

注意是否有目黄、身黄等黄疸情况。

4.体温

有无发热等情况。

5.二便情况

有无小便黄赤,大便不爽,便秘等。

6.伴随症状

有无头晕,口干咽燥,胸闷,嗳气,妇女月经不调等。

(四)症状护理要点

1.胁肋疼痛

(1)注意卧床休息,选择舒适的体位,以偏向患侧卧位为宜,尽量减少不必要的搬动;变动体位要缓慢,避免体位的突然变动而加重疼痛。

(2)轻者可以适当活动,如散步、打太极拳等,做到动静适宜,以不感到疲劳为度。

（3）胁肋疼痛时可行耳穴埋籽，主穴：胸、肝、胆、神门；配穴：内分泌、肋缘下、交感。

（4）按摩疗法：选用自我按摩法，每天早晚在两侧胁肋部自上而下按摩1次，每次10分钟。

（5）淤血阻络者痛剧时，可取屈膝卧位，局部热敷。

2.呕吐

（1）应及时清除呕吐物，呕吐后及时漱口，保持口腔清洁；及时留送标本。

（2）口含姜片止呕，或指压内关穴。

（3）可行耳穴埋籽，主穴：胃、神门、交感；配穴：皮质下、肝、胆反应点等。

3.皮肤有黄染

皮肤若有黄染，确诊为黄疸型肝炎，要做好消毒隔离工作。

4.发热

恶寒发热者及时增减衣被，做好发热护理。

5.便秘

便秘时，指导或协助患者顺时针方向按摩腹部，促进肠蠕动；可遵医嘱给予耳穴埋籽，主穴：大肠、小肠、交感；配穴：肺、便秘点等。

6.头晕目眩

头晕目眩时注意卧床休息，尽量减少活动，注意安全。

（五）饮食护理要点

饮食宜进清淡、温软、易消化之物；忌寒凉、辛辣、油腻、刺激之品，定时定量。恶心呕吐严重时应暂时禁食，待病情好转后，逐渐进食易消化的流食或软食。

1.肝气郁结

宜食柑橘、萝卜、荔枝、丝瓜、菠菜、茄子等疏肝理气之品，避免食用马铃薯、南瓜、红薯等食品。

食疗方：柴橘粥（柴胡、陈皮、粳米）。

2.肝胆湿热

宜食西瓜、冬瓜、荸荠、黄瓜等清热利湿之品，可饮绿豆汤、冬瓜汤等。

食疗方：鸡骨草瘦肉汤。

3.淤血阻络

宜食藕汁、梨汁、山楂、红糖、红心萝卜、木耳等活血化瘀之品，忌食寒凉及油腻黏滞之品。

食疗方:三七郁金汤(三七花、郁金、猪瘦肉)、桃仁莲藕汤。

4.肝阴不足

宜食鱼、瘦肉、银耳、藕、梨等滋阴之品。

食疗方:沙参玉竹老鸭汤(北沙参、玉竹,老鸭)、鲜生地粥(主料鲜生地黄、粳米)。

(六)中药使用护理要点

1.口服中药

口服中药时,应与西药间隔 30 分钟左右。

(1)疏肝理气、清利肝胆湿热、养阴柔肝中药汤剂宜饭前稍凉服,祛瘀通络止痛中药宜饭前稍温服。

(2)平肝舒络丸:属虚证者慎用,长期使用易导致蓄积性汞中毒。

(3)木香顺气丸:服药期间忌食生冷、油腻食物,孕妇慎服。

(4)元胡止痛胶囊(片、软胶囊、滴丸):药性温燥,阴虚火旺者慎服;服药期间忌食生冷食物。

(5)扶正化瘀胶囊:孕妇忌服,湿热盛者慎用。

2.中药注射剂

中药注射剂应单独使用,与西药注射剂合用时须前后用生理盐水做间隔液。

舒肝宁注射液:用 10% 葡萄糖注射液 250~500 mL 稀释后静脉滴注,速度不宜过快。

3.外用中药

观察局部皮肤有无不良反应。

(1)芒硝 30 g 布包后敷于胁肋部以助止痛,注意局部皮肤温度。

(2)隐痛者可用生姜、葱白、韭菜、艾叶,加盐同炒后,敷于患处。

(七)情志护理要点

(1)胁痛随情志变化而增减,因此,平素保持情绪稳定,心情舒畅,避免过怒、过悲、过劳及过度紧张。

(2)耐心倾听患者的感受,尽量解答患者提出的问题,护士说话速度要慢,语调要平静;向患者介绍成功的病例,增强患者战胜疾病的信心。

(3)根据患者的兴趣爱好、文化素养,选择适宜的乐曲欣赏,以分散注意力,使患者心境坦然、气机条达。

(八)健康宣教

1.用药

遵医嘱服药,积极治疗,以免延误病情。

2.饮食

宜温软、清淡、易消化;忌烟、酒、肥甘之品,保持大便通畅。

3.情志

排解不良情绪,注意保持心情舒畅,避免抑郁、愤怒等不良刺激。

4.运动

适当进行体育运动,以不感劳累为宜,活动中不要用力过猛,避免碰撞伤及胁肋。

5.生活起居

养成健康的生活方式和行为,起居有常,避免过劳。

6.定期复诊

遵医嘱定时复诊,若胁痛加剧,伴恶心、呕吐症状时应及时就医。

二、黄疸

(一)概述

黄疸是以目黄、身黄、小便黄为主要表现的病证。多由于感受湿热疫毒,肝胆气机受阻,疏泄失常,胆汁外溢而导致本病。肝细胞性黄疸、阻塞性黄疸、溶血性黄疸、病毒性肝炎、肝硬化等以黄疸为主要表现者,均可参照本病护理。

(二)辨证论治

黄疸以目黄、身黄、小便黄为主要特征。

1.阳黄

起病急,病程短。治以清热利湿。

(1)热重于湿:身、目黄色鲜明,发热口渴,心中懊侬,恶心呕吐,小便短少黄赤,大便秘结,或腹部胀满。舌苔黄腻,脉弦数或滑数。治以清热为主兼以利湿。

(2)湿重于热:发热不高,黄疸不如热重之鲜明,兼有头重身困,胸脘痞满,恶心呕吐,便溏。舌苔厚腻微黄,脉弦滑。治以利湿为主,兼以清热。

2.阴黄

黄色晦暗,纳少脘闷,或见腹胀,大便不实,神疲畏寒。舌淡苔白腻,脉沉迟或濡缓。治以健脾和胃,温化寒湿。

3.急黄

发病迅速,身如黄金,高热烦渴,胸腹胀满,神昏谵语,衄血、便血或肌肤出现斑疹。舌绛、苔黄而燥,脉弦数或细数。治以清热解毒,凉血滋阴。

(三)病情观察要点

(1)黄疸:观察黄疸出现的部位、皮肤色泽的深浅、消长等变化。

(2)二便:观察尿色的深浅、尿量和大便色、质变化。

(3)是否伴有恶心呕吐及呕吐物的颜色、量、气味等。

(4)有无体温异常。

(5)有无腹水和出血情况,有无言语不清、神昏谵语、四肢震颤等,并及时报告医师。

(四)症状护理要点

(1)黄疸:①患者应注意休息,活动量以不感劳累为宜。②皮肤瘙痒时勿搔抓,可用手轻拍瘙痒部位或外涂止痒润肤药物。③阳黄患者多具传染性,对有传染性的患者,要严格执行隔离制度,按时消毒餐具、衣物和居室,并限制患者活动范围。

(2)呕吐:①及时清除呕吐物,呕吐后保持口腔清洁,可用淡盐水、银花甘草液漱口。②恶心欲呕时可指压内关、足三里等穴。③耳穴埋籽。主穴:胃、贲门、食道、交感;配穴:肝、脾、三焦。

(3)烦躁不安或精神异常者应加床档,适当约束,防止发生意外。

(4)保持病室安静、整洁、空气新鲜,阳黄热重于湿者,室温适宜偏凉;阳黄湿重于热者,室温适宜温热;阴黄者,要注意防寒保暖,病室适宜向阳;急黄者,室温宜凉爽。

(5)24 小时尿量<500 mL,或黄疸急剧加深时,报告医师,配合处理。

(五)饮食护理要点

饮食宜新鲜清淡、易消化、富含营养,不宜过甜过咸;忌生冷、油腻、辛辣、粗糙硬固食物。

1.阳黄

宜食偏清凉、清淡、易消化之品,如梨、橘、番茄、冬瓜、芹菜等。食欲差者,可食山楂、萝卜等开胃助消化之品。

食疗方:栀子仁粥(栀子、粳米)、黄花菜瘦肉粥。

2.阴黄

宜食用扁豆、红枣、莲子、豆制品、牛乳等补中益气之品。病情逐渐好转,食欲转佳后,可适当选择鱼、肉、蛋、禽之品,以护养正气,驱邪外出。

食疗方:枸杞猪肉汤。

3.急黄

患者可有恶心呕吐或不思饮食等症状,以静脉补充营养为主,可给予流质饮食,待病情好转后逐渐给予清淡、营养丰富之品。高热烦渴时给予梨汁、藕汁以清热生津。

食疗方:茵陈大枣羹(茵陈、大枣)。

(六)中药使用护理要点

1.口服中药

口服中药时,应与西药间隔 30 分钟左右。

(1)阳黄中药偏温服,阴黄中药以偏热服为宜。

(2)复方益肝丸,勿空腹服用。

2.中药注射剂

中药注射剂应单独使用,与西药注射剂合用时须前后用生理盐水做间隔液。

(1)茵栀黄注射液:使用前应注意观察有无结晶或固体析出;不宜与氯化钠注射液、复方氯化钠注射液、葡萄糖氯化钠注射液、辅酶 A、甘露醇、肌苷、精氨酸、维生素 C、维生素 B_6、氯化钙、葡萄糖酸钙、盐酸林可霉素、复方甘草酸单铵、甘草酸二铵等配伍;用 10% 葡萄糖注射液 $250\sim500$ mL 稀释后静脉滴注,速度不宜过快,注意药物不良反应如皮疹、荨麻疹及其他变态反应。用药期间,忌食生冷、辛辣、油腻、鱼虾海鲜类食物。

(2)清开灵注射液:注射液稀释后必须在 2 小时以内使用。忌与硫酸庆大霉素、青霉素 G 钾、肾上腺素、重酒石酸间羟胺、乳糖酸红霉素、多巴胺、洛贝林、肝素钠、硫酸美芬丁胺、葡萄糖酸钙、维生素 B_6、维生素 C、硫酸妥布霉素、硫酸庆大霉素、西咪替丁、精氨酸、氨茶碱等药物配伍使用。

(3)苦黄注射液:滴速 30 滴/分,不宜过快。

3.外用中药

观察局部皮肤有无不良反应。

(1)中药贴敷:大黄、生明矾、栀子各等份,上药研末,取药粉填满脐,外用胶布固定,用于阳黄患者。

(2)阴黄散:丁香、茵陈研细末,生姜汁调敷脐部,外用胶布固定,用于阴黄患者。

(3)保健药枕:菊花枕、夏枯草枕以清肝明目。

(七)健康宣教

1.用药

遵医嘱服药,不要滥用保肝药物;黄疸消退,勿骤然停药。

2.饮食

饮食宜进营养丰富、易消化的食物,勿暴饮暴食、贪嗜醇酒,勿食辛辣肥甘及不洁的食物。

3.情志

保持心情舒畅,忌恼怒忧思,避免消极刺激言语,消除不良情绪。

4.运动

避免过劳,适当进行体育运动,如练气功、打太极拳、散步等。

5.生活起居

生活要有规律,注意休息,不妄作劳。如系传染性疾病引起的黄疸,在未完全治愈前,仍需与家人隔离,以免传染他人;如系慢性疾病引起的黄疸,要积极治疗原发病。

6.定期复诊

遵医嘱定时复诊,若黄疸加重应及时就医。

三、鼓胀

(一)概述

鼓胀是以腹部胀大如鼓,皮色苍黄,甚则腹壁脉络显露,四肢不肿或微肿为主要表现的病证。多由于饮食不节,七情、劳欲所伤,及感染其他疾病后,肝脾失调,继则累及肾脏而成。肝硬化、结核性腹膜炎、腹腔肿瘤可参照本病护理。

(二)辨证论治

1.气滞湿阻

腹大胀满,按之不坚,叩之有声,胁下痞满或疼痛,纳食减少,食后作胀,嗳气不畅,失气为舒,大便不爽,小便短少。苔白腻,脉弦。治以疏肝理气,运脾利湿。

2.湿热蕴结

腹大坚满,脘腹撑急,或腹痛拒按,烦热口苦,渴不欲饮,或有面目皮肤发黄,小便赤涩,大便秘结或溏垢。舌边尖红,苔黄腻或兼灰黑,脉数。治以清热利湿,攻下逐水。

3.肝脾血瘀

腹大坚满,腹壁青筋怒张,胁腹刺痛,面色黧黑,面颈胸臂有血痣,呈丝纹状,手掌赤痕,唇色紫褐,口渴,饮水不能下,大便色黑。舌紫红或有紫斑,脉细涩或芤。治以活血化瘀,行气利水。

4.肝肾阴虚

腹大胀满隆起,皮肤绷紧,或见脉络显露,形体消瘦,面色黧黑,唇紫,口燥,心烦,失眠,齿鼻衄血,小便短赤。舌红绛少津,脉弦细数。治以滋养肝肾,凉血化瘀。

(三)病情观察要点

1.腹痛、腹胀、腹水、腹泻

观察腹痛、腹胀的性质、部位、诱因和发作时间,腹水的颜色、性状、量,患者的体重、腹围的变化,腹泻的次数,大便性状、量的变化等。

2.贫血及出血

观察有无齿衄、鼻衄、皮肤紫斑及消化道出血。

3.皮肤症状

观察有无面色萎黄、巩膜或皮肤黄疸、手掌殷红、面颈胸部红丝赤缕、血痣及蟹爪纹、腹壁静脉曲张等变化。

4.生命体征

观察生命体征,尤其是神志、体温、呼吸、血压的变化;若出现性格改变,举止言语反常或嗜睡等为肝昏迷早期症状。

5.伴随症状

有无乏力、食欲缺乏、尿少,形体消瘦,青筋暴露,腹大如瓮,脉络怒张等情况,并及时报告医师。

6.突发情况

如突然出现血压下降、便血、呕血、神志异常等时,应立即报告医师,并配合处置。

(四)症状护理要点

1.腹痛、腹胀、腹水

重症患者应卧床休养。定时更换体位,防止压疮的发生;因腹胀而致呼吸困难者,可取半坐卧位;轻者可适当活动。治疗方法如下。

（1）大量腹水患者，应避免增高腹内压的一切因素，如用力咳嗽，打喷嚏、便秘等。

（2）腹痛、腹胀时行耳穴埋籽。主穴：取肝、脾、交感、肾、神门。配穴：心、肺、三焦等。

（3）便秘时行推拿调护：轻揉腹部，或顺时针方向按摩腹部。遵医嘱给予耳穴埋籽，主穴：大肠、小肠、交感；配穴：肺、便秘点等。予生理盐水灌肠（禁用肥皂水灌肠）。

（4）艾灸疗法：气滞湿阻者可以在腹部以脐为中心呈十字形（即上、下、左、右）艾灸30分钟。也可灸关元、中极、神阙等穴，以理气宽胀，或施以腹部热敷法、盐熨法、葱熨法。

2.出血

如有头晕、心悸、血压下降等情况，应立即报告医师处理，建立静脉通道，做好输血准备，必要时给予三腔两囊管压迫止血。治疗方法如下。

（1）齿衄时，可用银花甘草水漱口，亦可用黑山栀粉或马勃粉止血，或用藕节炭、白茅根煎水代茶饮。

（2）鼻衄时应坐位，手压鼻梁两侧，在鼻根部、额部冷敷，也可用棉球蘸云南白药、黑山栀粉或明胶海绵塞鼻，禁止头向后仰。

（3）指导患者平时养成良好的卫生习惯，禁止挖鼻孔、剔牙。平时用软毛牙刷刷牙，也可用地骨皮煎水漱口，3次/天。

3.皮肤

床单位保持整洁干燥，无皱褶渣屑，内衣、内裤、鞋袜选择柔软宽松的纯棉制品。防护措施如下。

（1）皮肤瘙痒时可用触摸或拍打的方式缓解瘙痒，避免使用刺激性的洗浴产品。

（2）皮肤瘙痒及水肿甚者谨慎使用胶布。

（3）教育患者不抓搔皮肤，如有破溃应及时处理。帮助患者修剪指甲。

（4）如臀部、阴囊、踝部水肿，可用棉垫垫起，以改善血液循环，防止和减少压疮发生。

4.黄疸型肝炎

如为黄疸型肝炎，要做好消毒隔离工作。

5.腹泻

腹泻者，应协助患者保持臀部皮肤和肛门处清洁，必要时涂以油剂保护。并

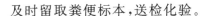

及时留取粪便标本,送检化验。

6.躁动不安

对躁动不安的患者,应使用约束带、床档等保护性措施,防止坠床。

7.测量与记录

每天准确记录出入量,定期测量腹围、体重;注意监测血电解质、血常规、血清总蛋白等变化。

8.腹腔穿刺大量放腹水

应督促患者术前排尿,严格无菌操作,放液速度宜慢,一次放液不得超过2 000 mL,并记录腹水量、颜色和性质,标本及时送检,指导患者2小时后再适当下床活动。

(五)饮食护理要点

饮食以低盐、低脂、清淡、易消化、高维生素、少渣食物为原则。禁食辛辣、生冷煎炸、粗糙硬固之品,进食时需细嚼慢咽;高血氨时禁用高蛋白食品;出现腹水时给低盐或无盐饮食,并限制水的摄入;吐血者,暂禁饮食。

1.气滞湿阻

宜食疏肝理气、运脾利湿之品,如萝卜、山药、柑橘、薏仁粥、玫瑰花茶等。

食疗方:胡桃山药粥(胡桃肉、山药、小米、大米)。

2.湿热蕴结

宜食清热利湿、攻下逐水之品,如菠菜、芹菜、黄瓜、冬瓜、赤小豆、雪梨等。

食疗方:五豆粥(扁豆、黄豆、赤小豆、黑豆、大豆、莲子肉、大米);泥鳅豆腐汤。

3.肝脾血瘀

宜食活血化瘀、行气利水之品,如木耳、洋葱、桃仁、山楂、茯苓、陈皮、当归等,可用葱、姜、桂皮等做调料。

食疗方:桃仁粥。

4.肝肾阴虚

宜食滋养肝肾、凉血化瘀之品,如番茄、梨、藕、草莓、牛奶等。

食疗方:黑豆首乌复肝散(黑豆、藕粉、干首乌、干地黄等)。

(六)中药使用护理要点

1.口服中药

口服中药时,应与西药间隔30分钟左右。

(1)中药汤剂宜浓煎,肝肾阴虚、湿热蕴结者中药宜温服;气滞湿阻者中药宜热服。

(2)攻下逐水药宜清晨空腹服。

(3)食管胃底静脉曲张者,服片、丸药物时应研碎后服用。

(4)舒肝丸:不宜同时服用甲氧氯普胺,以免降低药效。

(5)人参健脾丸:服药期间,忌食生冷,避免腹部受凉。个别患者服后可致转氨酶升高,注意监测肝功能。

2.中药注射剂

中药注射剂应单独使用,与西药注射剂合用时须前后用生理盐水做间隔液。

(1)茵栀黄注射液:使用前应注意观察有无结晶或固体析出;不宜与氯化钠注射液、复方氯化钠注射液、葡萄糖氯化钠注射液、辅酶 A、甘露醇、肌苷、精氨酸、维生素 C、维生素 B_6、氯化钙、葡萄糖酸钙、盐酸林可霉素、复方甘草酸单铵、甘草酸二铵等配伍;用 10% 葡萄糖注射液 250～500 mL 稀释后静脉滴注,速度不宜过快;注意药物不良反应如皮疹、荨麻疹及变态反应。用药期间,忌食生冷、辛辣、油腻、鱼虾海鲜类食物。

(2)丹参注射液:不宜与维生素 C、维生素 B_6、氯化钾、碳酸氢钠、硫酸阿米卡星、喹诺酮类(环丙沙星、左氧氟沙星、氟罗沙星、甲磺酸加替沙星等)、卡那霉素、洛贝林、肌苷、甲氧氯普胺、川芎嗪、胸腺素、利血平、痰热清、双黄连、氨苄西林、头孢拉啶、氯霉素、甲硝唑、异丙肾上腺素、普鲁卡因、硫酸镁、呋塞米、氨茶碱、胸腺素、黄芪等配伍。

3.外用中药

观察局部皮肤有无不良反应。

(1)芒硝湿敷腹部用于消肿止痛。

(2)大蒜、车前草,捣烂贴脐可治疗气滞湿阻实胀。

(七)情志护理要点

(1)多与患者交谈,了解患者心理状态,做好心理评估。取得患者的信任,建立友好平等的护患关系,解除其心理障碍。

(2)教会患者进行自我调适的方法,如转移法、音乐疗法、宣泄法,控制自己的情绪,将思维集中在一件轻松、愉快的事情上。

(3)参与娱乐活动如下棋、读书、读报、看电视、听广播、做气功等多种形式的活动。

（八）健康宣教

1.用药

遵医嘱按时服药,中药与西药口服时间隔 30 分钟左右。

2.饮食

注意规律饮食,以进低盐、低脂、清淡、易消化、高维生素、低纤维素、无刺激性、少渣的食物为原则。禁食辛辣刺激、肥甘厚味、生冷煎炸、粗糙硬固的食物,限制钠盐的摄入。戒烟禁酒。

3.情志

与亲人朋友沟通与交流,参与娱乐活动。

4.运动

注意休息,避免过度劳累。适当参加活动,如散步、下棋、打太极拳等。注意安全,避免磕碰。

5.生活起居

指导患者和家属掌握测量腹围,记录出入量,测体重等方面的知识;注意保持口腔卫生,预防皮肤感染;保持大便通畅,排便勿努责。养成良好的卫生习惯,禁止挖鼻孔、剔牙,平时用软毛牙刷刷牙。

6.定期复诊

遵医嘱定时复诊,若鼓胀、乏力加剧或有出血倾向、尿量明显减少等症状应及时就医。

四、积聚

（一）概述

积聚是指腹内结块,或胀或痛的病证。多由情志抑郁、风寒外袭、饮食不节,或病后体虚,黄疸、疟疾等病经久不愈使脏腑功能失调,气机不畅,痰湿凝滞或瘀血内停,日久而成积聚。腹部肿瘤、肝脾大、内脏下垂、肠梗阻、胆囊疾病等可参照本病护理。

（二）辨证论治

积与聚,证候不同,病机有异。聚证触之无形,聚散无常,痛无定处,多属气分,一般病情较轻。积证触之有形,固定不移,痛有定处,多属血分,病情多较重。

1.聚证

（1）肝气郁结:腹中结块柔软,时聚时散,攻窜胀痛,脘胁胀闷不适。苔薄,脉弦。治以疏肝解郁,行气散结。

(2)食滞痰阻:腹胀或痛,腹部时有条索状物聚起,按之胀痛更甚,便秘,纳呆。舌苔腻,脉弦滑。治以理气化痰,导滞散结。

2.积证

(1)气滞血阻:腹部积块质软不坚,固定不移,胀痛不适。舌苔薄,脉弦。治以理气消积,活血散瘀。

(2)瘀血内结:腹部积块明显,质地较硬,固定不移,隐痛或刺痛,形体消瘦,纳谷减少,面色晦暗黧黑,面颈胸臂或有血痣赤缕,女子可见月事不下。舌紫或有瘀斑、瘀点,脉细涩。治以祛瘀软坚,佐以扶正健脾。

(3)正虚瘀结:久病体弱,积块坚硬,隐痛或剧痛,饮食大减,肌肉瘦削,神倦乏力,面色萎黄或黧黑,甚则面肢水肿。舌淡紫或光剥无苔,脉细数或弦细。治以补益气血,活血化瘀。

(三)病情观察要点

(1)观察包块的部位、大小、性质、活动度及有无压痛:①右胁腹内积块伴胁肋刺痛、黄疸、纳呆、腹胀等症状者,病在肝。②胃脘部积块伴反胃、呕血、呕吐、便血等症状者,病在胃。③右腹积块伴腹泻或便秘、消瘦乏力,以及左腹积块伴大便次数增多、便下脓血者,病在肠。

(2)观察疼痛的部位、性质、持续时间,有无伴随症状:①胆囊疾病时可有上腹部隐痛和肩背部隐痛,同时伴有上腹部饱胀不适、厌食油腻、嗳气等症状。②腹痛伴呕吐时,观察呕吐的色、量、质、气味及伴随症状。③有排气、排便停止的情况,应怀疑肠梗阻。

(3)有无黄疸、鼓胀、发热、血证、神昏、呕吐等情况。

(4)如有吐血或便血、头晕、心悸、血压下降、汗出肢冷、脉细弱等现象,立即报告医师给予处理。

(四)症状护理要点

(1)腹痛伴呕吐时,应卧床休息,减少活动,及时留取标本,做好记录,做好口腔护理。必要时遵医嘱禁食。

(2)疼痛治疗方法:①深呼吸或缓慢而有节奏的呼吸,听轻音乐。②指导患者进行自我按摩,取穴足三里、阳陵泉、中脘、内关、天枢等。③局部艾灸或热敷等,取穴足三里、阳陵泉、中脘、内关、天枢等。④必要时遵医嘱使用镇痛药。

(3)腹胀明显者可遵医嘱肛管排气。

（4）腹痛腹胀者可耳穴埋籽，主穴：胆、肝、脾；配穴：交感、神门、三焦等。

（5）便秘时，指导或协助患者顺时针方向按摩腹部，促进排气排便；遵医嘱给予耳穴埋籽，主穴：大肠、小肠、便秘点；配穴：直肠下段、肺、交感等。

（6）腹泻后做好肛周皮肤护理。

（五）饮食护理要点

饮食宜清淡、营养丰富、易消化，忌食肥甘厚味、辛辣刺激、生冷硬固、煎炸、醇酒之品，要多食新鲜蔬菜，少食柿子、南瓜、马铃薯等产气的食物。

1.聚证

（1）肝气郁结。

宜食疏肝解郁之品，如柑橘、萝卜、荔枝、丝瓜、菠菜、茄子等。

食疗方：羊肉萝卜汤（羊肉、萝卜）。

（2）食滞痰阻。

宜食理气化痰、导滞散结之品，如山楂、海带、蘑菇、木耳等。

食疗方：山楂汤（山楂片、水）。

2.积证

（1）气滞血阻。

宜食理气消积、活血散瘀之品，如龙眼肉、花生、胡萝卜、墨鱼、荔枝、大枣、山药、海带等。

食疗方：大蒜炖墨鱼（大蒜、墨鱼）。

（2）瘀血内结。

宜食补血化瘀之品，如花生、胡萝卜、龙眼肉、墨鱼、荔枝、大枣、海带等。

食疗方：桃仁粥（粳米、桃仁）。

（3）正虚瘀结。

宜食补益气血、活血化瘀之品，如鸡蛋、鱼类、胡萝卜、菠菜、芹菜等。

食疗方：大枣粥（粳米、大枣）。

（六）中药使用护理要点

1.口服中药

口服中药时，应与西药间隔30分钟左右。

（1）中药汤剂宜浓煎，在饭后温服，观察服药后效果及反应。

（2）大黄䗪虫丸：忌烟酒，忌食生冷、油腻及辛辣食物；体弱年迈者慎用，孕妇禁用；若发生变态反应则应停服；需注意患者出凝血时间。

（3）血府逐瘀丸：宜空腹红糖水送服，忌食生冷食物。

2.中药注射剂

中药注射剂应单独使用，与西药注射剂合用时须前后用生理盐水做间隔液。

茵栀黄注射液：使用前应注意观察有无结晶或固体析出；不宜与氯化钠注射液、复方氯化钠注射液、葡萄糖氯化钠注射液、辅酶 A、甘露醇、肌苷、精氨酸、维生素 C、维生素 B_6、氯化钙、葡萄糖酸钙、盐酸林可霉素、复方甘草酸单铵、甘草酸二铵等配伍；用 10% 葡萄糖注射液 250～500 mL 稀释后静脉滴注，速度不宜过快；注意药物不良反应如皮疹、荨麻疹及变态反应。用药期间，忌食生冷、辛辣、油腻、鱼虾海鲜类食物。

3.外用中药

观察局部皮肤有无不良反应。

外用消积散结药膏贴敷，有助于消积散瘀，应注意观察贴敷处皮肤，避免发生变态反应。

（七）健康宣教

1.用药

遵医嘱按时服药。

2.饮食

饮食宜清淡、营养丰富、易消化，忌食肥甘厚味、辛辣刺激之品。

3.情志

避免忧虑、紧张等不良情绪，防止情志内伤加重病情。

4.运动

注意锻炼身体，增强体质，但避免过度劳累，如内养功、放松功、八段锦、小周天气功等均适合积聚患者长期练习。

5.生活起居

起居应有规律，根据四季时令变化，按时作息。注意寒温适宜，防止病情反复。戒烟、限酒。养成良好的排便习惯，排便不可努责，便后及时清洗。保持皮肤的清洁舒适，避免使用刺激性洗浴用品，衣服宜宽松、柔软，勤更换。

6.定期复诊

遵医嘱按时复诊，若出现黄疸、结节、腹痛、腹胀、呕吐等症状时，应及时就医。

第五节　妇科疾病的中医护理

一、月经失调

(一)概述

月经失调是指月经周期或经量失常的一种妇科常见病。主要病因是寒热湿邪侵袭,内伤七情,房劳多产,饮食不节,劳倦过度和体质因素。功能失调性子宫出血、多囊卵巢综合征、子宫内膜异位症等可参考本病护理。

(二)辨证论治

1.气虚证

月经周期提前,经期延长或经量增多或量少,色淡,质稀,神疲肢倦,小腹空坠,纳少便溏;腰膝酸软,头晕耳鸣。舌淡苔薄白,脉细。治以补肾健脾,摄血固冲。

2.血热证

月经提前,量多或正常或量少,色红或深红或紫,质黏稠;心烦,溲黄便结;或口苦咽干;颧红,手足心热。舌红苔黄,脉数。治以清热凉血,滋阴固冲调经。

3.肝郁证

月经周期不定,经量或多或少,色紫红,有块,经行不畅;胸胁、乳房或少腹胀痛,胸闷不舒;叹息、嗳气食少。舌淡苔薄白或薄黄,脉弦。治以疏肝解郁,养血调冲。

4.血瘀证

经期延长或月经量多或量少或月经错后,色紫黯,有血块,小腹胀痛拒按,血块排出后胀痛减轻。舌紫黯,脉涩。治以活血化瘀调经。

(三)病情观察要点

(1)经量:①量多者,以血热和气虚为常见。②量少者,以血虚和血瘀为常见。③量或多或少者,以肝郁、肾虚为多见。

(2)经期:①周期提前,多为血热或气虚。②周期推后,多为血虚或血瘀。③周期先后无定,多为肝郁、肾虚。④经期延长,多为气虚和血热。

(3)经血的颜色:色鲜红或紫红者属热,黯红者属寒属瘀,淡红者为虚,黯淡者为虚寒。

（4）经血的质：黏稠者属热属实，清稀者属寒属虚，有血块者属瘀。若兼气味臭秽者多属热，气味血腥者多属寒，恶臭难闻者多数淤血败浊成毒为患、病多险恶。

（5）观察腹痛时间、部位、性质、程度，有无腰酸、乳房胀痛等情况，经期有无腹泻。

（6）伴贫血者注意观察贫血程度及全身伴随症状。

（7）如出现面色苍白、冷汗淋漓、血压下降、脉沉细等应报告医师。

（四）症状护理要点

（1）经量多者注意卧床休息，避免做增高腹内压的动作。心慌、头晕患者避免长时间弯腰、蹲位、俯卧位。

（2）虚寒或月经过少者，遵医嘱按摩或热敷小腹部，注意保暖。

（3）穴位按压改善腹痛症状，取穴：合谷、内关、足三里、三阴交等。

（4）给予耳穴埋籽改善月经失调及相关症状。主穴：子宫、卵巢、脾、肾等；配穴：内分泌、神门、交感肝、脑点等。

（5）气血虚或因寒症所致血瘀时，可采用灸法，取穴：关元、血海、足三里、肾俞。出血量多时，加隐白、百会，食欲缺乏便溏者加脾俞、神阙，小腹空坠加气海、百会。

（五）饮食护理要点

饮食宜进高蛋白、高维生素、高热量及含铁、钙高的食物，经期忌食生冷、苦寒、辛辣刺激之品。

1.气虚证

宜食补肾健脾、摄血固冲之品，如猪肝、蛋黄、山药、豆浆、菠菜等。

食疗方：乌鸡归芪汤、参芪大枣粥、核桃莲子粥。

2.血热证

宜食清热凉血之品，如冬瓜、绿豆芽、黑木耳、藕、梨、桑椹等，也可服用鲜柏饮（鲜莲藕、侧柏叶搅烂榨汁加蜂蜜）、荠菜花煎水服。

食疗方：鲜藕粥、地藕葡萄膏（鲜藕汁、葡萄汁、地黄蜂蜜）。

3.肝郁证

宜食疏肝解郁、养血调冲之品，如橘子、金橘、佛手、陈皮等，可饮玫瑰花冰糖饮。

食疗方：党参枸杞丝瓜汤、佛手青皮蜜饮（佛手、青皮、郁金、蜂蜜）。

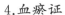

4.血瘀证

宜食活血化瘀调经之品,如油菜、黑豆、山楂、醋、玫瑰花、金橘等。可用川芎、鸡蛋、红糖加水煎煮。

食疗方:益母草汁粥、桃仁红花粥(桃仁、红花、粳米、红糖)、黑豆川芎粥。

(六)中药使用护理要点

1.口服中药

口服中药时,应与西药间隔 30 分钟左右。

(1)一般宜温服,血热过盛者宜凉服;活血化瘀、通利血脉的药物宜餐前热服。注意观察服药后阴道出血情况。

(2)益母草颗粒(膏、胶囊、口服液):对本药过敏者禁用,过敏体质者慎用。

(3)血府逐瘀口服液:用前摇匀,饭后服用。服药期间忌食生冷。

(4)复方阿胶浆、和车大造丸(胶囊):宜饭前服用,凡脾胃虚弱、呕吐泄泻、腹胀便溏者慎用,感冒患者不宜服用。

(5)女金胶囊:经行有块,伴腹痛拒按或胸胁胀痛者不宜选用;月经过多及感冒时不宜使用本药。

(6)逍遥丸:感冒及月经过多者不宜服用本药。

(7)人参归脾丸:宜饭前服用,感冒发热患者不宜服用,服药期间忌辛辣、生冷、油腻食物。

(8)云南白药胶囊:服药一天内,忌食蚕豆、鱼类及酸冷食物,饭后服。

(9)宫血宁胶囊:在月经期或子宫出血期服用,胃肠道疾病患者慎用或减量服用;因含虫蝼,有小毒,不宜久服。

(10)葆宫止血胶囊:开水冲服,月经来潮后开始服药,血量少时不服用。

(11)益气维血颗粒:内含猪血,回民忌用。因含铁剂,胃部可能不适,或大便可能会出现色黑情况,嘱患者勿紧张,餐前服。不可用茶水冲服。

2.外用中药

观察局部皮肤有无不良反应。

(1)中药贴敷:小腹胀痛者遵医嘱给予下腹部及腰骶部贴敷,每 12 小时更换 1 次,注意局部皮肤变化。

(2)中药离子导入:先开机后固定电极,在关机前取下电极;治疗时两电极不可相碰,以免发生短路;调节电流不宜过快、过大,注意询问患者的感受,以患者耐受为宜;敷料垫不可过热,以免发生烫伤;治疗时间 20～30 分钟,1～2 次/天。治疗时固定要牢固,松紧要适宜;药垫专人专用;固定带每天清洗消毒。注意观察患者有无变态反应,皮肤有无水疱等;皮肤破溃时不能操作。出现异常及时报告医师。

(七)健康宣教

1.用药

遵医嘱服药,不可随意增减药量或停药。

2.饮食

饮食宜进高蛋白、高维生素、高热量及含铁、钙高的食物,经前及经期忌食生冷、苦寒、辛辣刺激之品。

3.运动

告知患者劳逸结合,加强体质锻炼。如练气功、打太极拳等以助气血运行。月经前后及经期避免游泳、重体力劳动和剧烈活动。

4.生活起居

(1)病室安静、整洁、空气新鲜、温度和相对湿度适宜。

(2)进行月经期保健的教育,如注意经期卫生,经期禁止性生活。

(3)勤换内裤并在日光下曝晒,不宜阴干。

(4)预防感冒,平时做好保暖工作,避免冒雨涉水。

(5)保证充足睡眠。

5.情志

指导患者注重培养个人爱好,以怡情悦志;多听音乐,与人聊天,保持心情舒畅,使气机条达,气血运行通畅。

6.定期复诊

遵医嘱定时复诊,若出现月经量多,伴面色苍白、汗多肢冷的情况要及时就诊。

二、痛经

(一)概述

痛经是因情志所伤、六淫为害、导致冲任受阻,或因精血不足、胞脉失于濡养所致,以经期或经行前后周期性出现小腹疼痛或痛引腰骶,甚至剧痛昏厥为主要表现的疾病。病位在胞宫。

(二)辨证分型

1.气滞血瘀

经前或经期下腹痛,下坠拒按,经行量少不畅,色紫黯有块,块下痛暂减,或

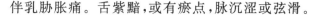

伴乳胁胀痛。舌紫黯,或有瘀点,脉沉涩或弦滑。

2.寒湿凝滞

经前或经期小腹冷痛,得热痛减,按之痛甚,经行量少,色黯黑有块,或畏寒身疼。舌苔白腻,脉沉紧。

3.湿热瘀滞

经前或经期小腹疼痛拒按,有灼热感,或痛及腰骶,经行量多质稠,色红或紫,有小血块,带多黄稠,小便短赤。舌质红,苔黄腻,脉弦数。

4.气血亏虚

经期或经后小腹隐痛喜按,小腹及阴部空坠,经行量少、色淡、质稀薄,神疲乏力,面色无华,纳少便溏。舌质淡,舌苔薄,脉细弱。

5.肝肾亏损

经期或经后小腹绵绵作痛,经行量少、色黯红、质稀薄,腰骶酸痛,或头晕耳鸣,潮热。舌质淡红,舌苔薄,脉细弱。

(三)护理要点

1.一般护理

(1)环境:病室宜整洁、安静,空气流通。

(2)休息:注意气候环境变化,适当增减衣被,行经时注意腹部、足部保暖,禁止游泳、涉水。痛经尚轻时,可适当活动。痛经剧烈时,应卧床休息。子宫后位者,可采取俯卧位。保证休息及睡眠充足。

(3)协助生活护理,满足患者所需。保持会阴部清洁。

2.病情观察

(1)观察月经的周期、经量及色、质情况。如排出血块,并伴有腹痛剧烈者,应留取标本(块状物)送病检。

(2)经期保持外阴部清洁,加强会阴部护理。勤换内裤及消毒经垫(或卫生巾),每天早晚用温水清洗外阴或遵医嘱给予会阴抹洗。

(3)观察腹痛时间、部位、性质、程度及患者神色、汗出、舌象、脉象、血压等变化,若腹痛剧烈,面色苍白,冷汗淋漓,手足厥冷,甚至昏厥时,应立即平卧,注意保暖,并及时报告医师。

3.情志护理

(1)加强情志调摄,使之心情舒畅,避免患者产生紧张、恐惧心理,使肝气调达、气血调和。

(2)向患者讲解与疾病相关的知识,以增强其信心,积极配合治疗。

4.饮食护理

(1)饮食宜进清淡、易消化、富有营养之食品,忌辛辣、煎炸、燥热食物。

(2)经前、经期忌生冷、寒凉、酸涩性食物,以防收敛、凝滞气血。

(3)气血瘀滞者,经前、经期可遵医嘱服益母草汤或赤砂糖汤;寒湿凝滞者也可选食生姜红糖汤;湿热瘀滞者可选偏凉性的食物,如西瓜等;气血亏虚者经前、经后可遵医嘱服当归养血膏或羊肉当归汤;肝肾亏损者可选食甲鱼、黑鱼、猪肝等。

5.用药护理

(1)遵医嘱按时、准确给药。原发性痛经可于经前5~7天开始服药。

(2)根据医嘱按时服药,中药汤剂宜温服或热服。

(3)化瘀止痛药宜经前服用,补益类药宜在饭前服用。如有恶心、呕吐者,中药汤剂宜少量多次频饮,或遵医嘱先饮少量生姜汁。

(4)痛经剧烈者,遵医嘱给予镇静、镇痛药物。

6.临床辨证护理

(1)患者疼痛剧烈时,取平卧位,保暖,保持呼吸道通畅,及时报告医师,并配合处理。

(2)遵医嘱用镇痛药,如罗通定、曲马多等。

(3)严密观察患者的阴道出血情况,腹痛时间、部位、性质、程度及患者神色、汗出、舌象、脉象、血压等变化。

(4)寒湿凝滞证者应遵医嘱按摩、热敷小腹部。

(四)健康指导

(1)掌握月经生理知识,消除患者对月经的焦虑和恐惧,保持愉快的心情。

(2)注意饮食调摄,虚证适当进补。饮食宜温热,勿过食生冷瓜果、冷饮及酸、辣刺激性食物。

(3)月经来潮前3~5天,应避免剧烈运动或重体力劳动,勿淋雨湿身。经期勿下冷水、游泳,注意保暖,忌坐卧潮湿、阴冷之地。夏季睡眠不宜贪凉。

(4)生活规律、劳逸结合,睡眠充足。适当进行体育锻炼,如打太极拳,慢跑等。经期禁房事、盆浴和不必要的妇科检查。

(5)严格遵从医嘱,坚持周期性治疗,定期门诊随访。

参 考 文 献

[1] 张铁晶.现代临床护理常规[M].汕头:汕头大学出版社,2019.

[2] 张玉兰,卢敏芳.儿科护理[M].北京:人民卫生出版社,2020.

[3] 刘萍.内科临床护理技能实践[M].汕头:汕头大学出版社,2019.

[4] 马秀芬,王婧.内科护理[M].北京:人民卫生出版社,2020.

[5] 宋宇,徐菲.神经内科护理[M].北京:人民卫生出版社,2019.

[6] 魏继文,郑海燕,王容.妇产科护理[M].武汉:华中科技大学出版社,2020.

[7] 赵风琴.现代临床内科护理与实践[M].汕头:汕头大学出版社,2019.

[8] 张梅.现代专科护理常规[M].汕头:汕头大学出版社,2020.

[9] 杨桂莲,康丽荣,林杨,等.专科护理技能与应用[M].长沙:湖南科学技术出版社,2019.

[10] 张玉荣.新编实用常见病护理常规[M].汕头:汕头大学出版社,2020.

[11] 潘桂兰.精编常见疾病护理思维[M].汕头:汕头大学出版社,2019.

[12] 陈娟,林珊.妇产科护理[M].北京:高等教育出版社,2020.

[13] 张文娟,牟宗双,李丽珍.现代临床护理研究[M].汕头:汕头大学出版社,2019.

[14] 公翠兰.妇产科急症护理与技术[M].成都:四川科学技术出版社,2020.

[15] 林晓燕.儿科临床护理实践[M].天津:天津科学技术出版社,2019.

[16] 王辰囡.临床护理基础理论与实践[M].西安:西安交通大学出版社,2020.

[17] 冯素文.妇科护理专科实践[M].北京:人民卫生出版社,2019.

[18] 欧阳沙媛.先心病专科护理手册[M].长沙:中南大学出版社,2020.

[19] 单既利,王广军,肖芳,等.实用儿科诊疗护理[M].青岛:中国海洋大学出版社,2019.

[20] 孙芹.新编常见疾病护理常规[M].西安:世界图书出版西安有限公司,2020.

［21］尹秀玲.现代妇产科护理规范［M］.天津:天津科学技术出版社,2019.

［22］程宁宁.临床专科护理实践［M］.沈阳:沈阳出版社,2020.

［23］王海梅.现代临床护理常规［M］.天津:天津科学技术出版社,2019.

［24］潘忠伦.临床专科常规护理［M］.北京:中国中医药出版社,2020.

［25］吴小玲.临床护理基础及专科护理［M］.长春:吉林科学技术出版社,2019.

［26］马红霞.现代临床护理基础与实践［M］.沈阳:沈阳出版社,2020.

［27］丁海燕,张力.妇产科护理［M］.长春:吉林科学技术出版社,2019.

［28］崔英善,王喜慧.妇产科护理［M］.上海:同济大学出版社,2020.

［29］王惠萍.临床护理指南［M］.汕头:汕头大学出版社,2019.

［30］孙爱针.现代内科护理与检验［M］.汕头:汕头大学出版社,2021.

［31］白志芳.实用临床护理技术与操作规范［M］.长沙:湖南科学技术出版社,2019.

［32］刘爱杰,张芙蓉,景莉,等.实用常见疾病护理［M］.青岛:中国海洋大学出版社,2021.

［33］兰萌,王凤荣.儿科护理［M］.北京:中国协和医科大学出版社,2019.

［34］颜德仁.儿科护理［M］.上海:同济大学出版社,2020.

［35］李振.实用临床内科诊疗与护理［M］.长春:吉林科学技术出版社,2019.

［36］陈宝杰.复发性流产的诱因及护理［J］.继续医学教育,2020,34(8):90-91.

［37］郝爱丽,刘英,那红巍.胸痹心痛病的中医护理进展［J］.中国医药指南,2021,19(14):15-16＋23.

［38］郭燕舞.循证护理干预策略在短暂性脑缺血发作患者中的应用价值［J］.河南医学研究,2020,29(35):6712-6714.

［39］苟华.急性外阴炎患者护理要点［J］.医药界,2019(12):61-61.

［40］孟宪芬.综合护理干预在小儿麻疹护理中的实施效果［J］.中国实用医药,2019,14(5):188-189.